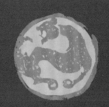

第二版

超简单快速取穴

王静 编著

畅销
升级版

全国百佳图书出版单位

化学工业出版社

·北京·

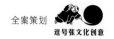

全案策划
逗号张文化创意

图书在版编目（CIP）数据

超简单快速取穴：畅销升级版/王静编著.—2版.—北京：
化学工业出版社，2021.12（2023.12重印）

　　ISBN 978-7-122-39972-4

Ⅰ.①超⋯　Ⅱ.①王⋯　Ⅲ.①选穴-基本知识　Ⅳ.①R224.2

中国版本图书馆CIP数据核字（2021）第194249号

责任编辑：高霞　杨骏翼　　　责任校对：刘曦阳
装帧设计：逗号张文化创意

出版发行：化学工业出版社
　　　　　（北京市东城区青年湖南街13号　邮政编码100011）
印　　装：北京宝隆世纪印刷有限公司
889mm×1194mm　1/48　印张3¼　字数100千字
2023年12月北京第2版第3次印刷

购书咨询：010-64518888
售后服务：010-64518899
网　　址：http://www.cip.com.cn
凡购买本书，如有缺损质量问题，本社销售中心负责调换。

定　　价：19.80元　　　　　　　　　版权所有　违者必究

目录

微信扫码
轻松找穴

- 穴 位 查 询
- 经 络 大 图
- 速 记 歌 诀
- 拓 展 阅 读

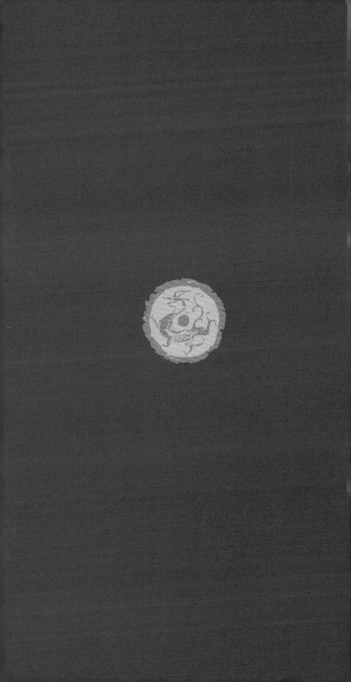

腧穴定位法

手指同身寸定位法

手指同身寸定位法，又称指寸法，是以被取穴者的手指为标准进行测量定位的方法（本书为演示需要，有时未用被取穴者手指示意，在实际操作中需注意避免）。常用的手指同身寸有以下3种：

1 中指同身寸

被取穴者拇指、中指屈曲成环形时中指中节桡侧两端纹头之间的距离作为1寸。

2 拇指同身寸

以被取穴者拇指的指间关节（拇指皱纹处）的宽度作为1寸。

3 横指同身寸

被取穴者的食指、中指、无名指和小指并拢，以中指中节横纹为标准画条横线，其四指的宽度作为3寸。四指相并曰"一夫"，故此法又称"一夫法"。有时为更简便快速取穴，也将食指、中指、无名指并拢，以中节横纹为标准作横线，三指宽度为2寸，也作"3横指"；若以食指、中指并拢，而为1.5寸，也作"2横指"。

但需要指出的是，手指同身寸的取穴方法虽简单，却并不十分准确，只能用于按摩、刮痧、拔罐等对穴位要求不十分精确的操作中，而最好不要用于针灸取穴。

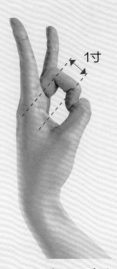

1寸

中指同身寸

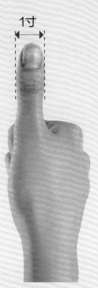

1寸

拇指同身寸

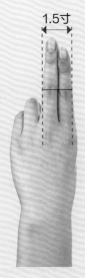

1.5寸

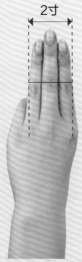

2寸

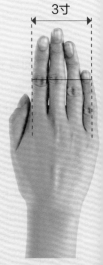

3寸

横指同身寸

骨度折量定位法

　　骨度折量定位法也叫"骨度法"，以体表骨节为主要标志，把人体不同部位的长度和宽度划分若干等分，以此折算量取相应区域的穴位。

骨度分寸表

部位	起止	折量寸	注意
头部	前发际正中至后发际正中	12寸	若发际线不明显，可以眉心至大椎穴作18寸，则眉心至前发际3寸，大椎穴至后发际3寸
	耳后两乳突之间	9寸	用于度量头部的横寸
胸腹部	胸骨上窝至剑胸结合中点	9寸	胸部直寸一般根据肋骨计算，每一肋骨折作1寸6分，其中天突穴至璇玑穴作1寸
	剑胸结合中点至脐中	8寸	
	脐中至耻骨联合上缘	5寸	
	两乳头之间	8寸	胸腹部取穴的横寸，可根据两乳头之间的距离折量，女性可用锁骨中线代替两乳头之间的横寸
	两肩胛骨喙突内侧缘之间	12寸	
背腰部	两肩胛骨脊柱缘之间	6寸	
上肢部	腋前、后纹头至肘横纹	9寸	用于手三阴经、手三阳经的骨度分寸
	肘横纹至腕掌侧远端横纹	12寸	
下肢部	耻骨联合上缘至髌底	18寸	用于足三阴经的骨度分寸
	胫骨内侧髁下缘至内踝高点	13寸	
	股骨大转子至腘横纹（平髌尖）	19寸	用于足三阳经的骨度分寸
	臀横纹至腘横纹	14寸	
	腘横纹（平髌尖）至外踝高点	16寸	
	内踝高点至足底	3寸	

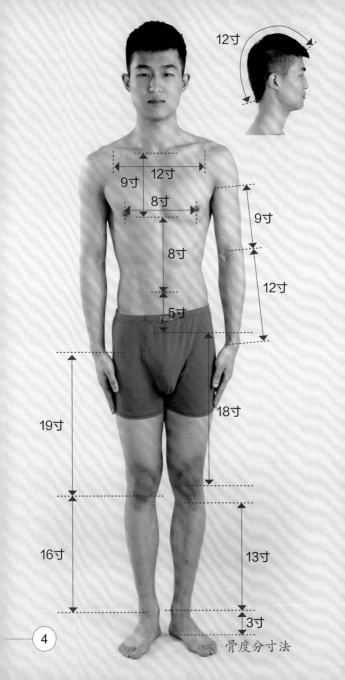

12寸

12寸
9寸
8寸
9寸
8寸
12寸
5寸
19寸
18寸
16寸
13寸
3寸

骨度分寸法

④

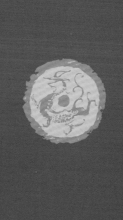

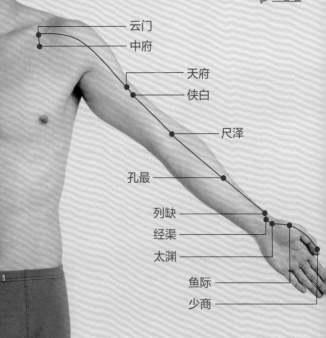

手太阴肺经

云门
中府
天府
侠白
尺泽
孔最
列缺
经渠
太渊
鱼际
少商

中府 Zhōngfǔ

　　胸外侧部，云门下1寸，平第一肋间隙处，距身体前正中线6寸。

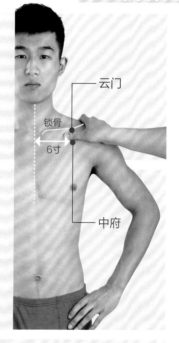

云门

锁骨

6寸

中府

云门 Yúnmén

　　胸外侧部，肩胛骨喙突内缘，锁骨下窝凹陷处，距前正中线6寸。

　　用手叉腰，锁骨外端下缘出现的三角形凹窝的中点处。

天府 Tiānfǔ

　　位于臂内侧面，肱二头肌桡侧缘，腋前纹头下3寸处。

　　手臂向前上伸直，低头，鼻尖接触到的上臂内侧部位即为天府穴。

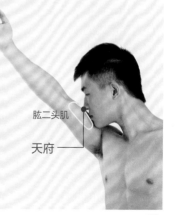

肱二头肌

天府

侠白 Xiábái

位于臂内侧面，肱二头肌桡侧缘，腋前纹头下4寸，或肘横纹上5寸处。

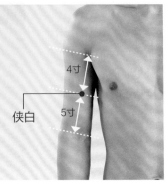

尺泽 Chǐzé

位于肘横纹中，肱二头肌腱桡侧凹陷处。

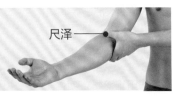

孔最 Kǒngzuì

位于前臂掌面桡侧，在尺泽与太渊连线上，腕横纹上7寸处。

用大拇指从尺泽与太渊连线的中点向上量一横指处。

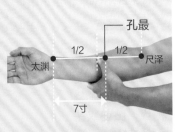

列缺 Lièquē

位于前臂桡侧缘，桡骨茎突上方，腕横纹上1.5寸处。肱桡肌与拇长展肌腱之间。

两手虎口相交，食指尖端接触的凹陷处。

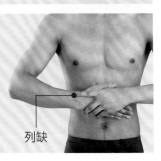

经渠 Jīngqú

位于前臂掌面桡侧，桡骨茎突与桡动脉之间，腕掌侧远端横纹上1寸。

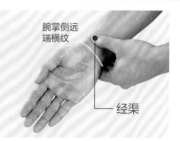

腕掌侧远端横纹

经渠

太渊 Tàiyuān

位于腕掌侧远端横纹桡侧，能触摸到桡动脉搏动处。

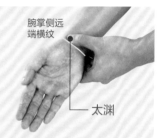

腕掌侧远端横纹

太渊

鱼际 Yújì

位于手掌外侧，当第一掌骨桡侧中点，赤白肉际处。

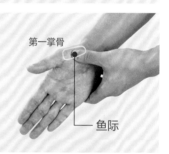

第一掌骨

鱼际

少商 Shàoshāng

位于手拇指末节桡侧，距指甲根角0.1寸（指寸）处。

在拇指指甲桡侧缘和基底部各作一线，两线相交处。

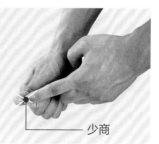

少商

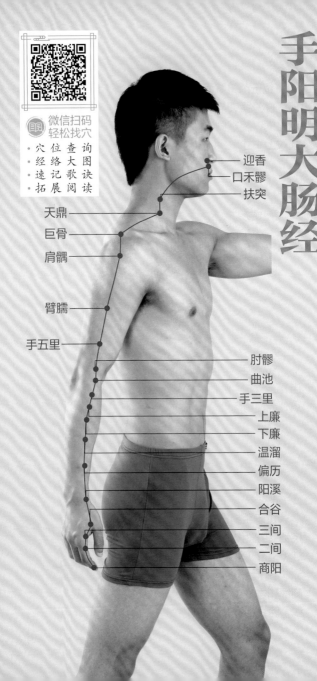

手阳明大肠经

迎香
口禾髎
扶突
天鼎
巨骨
肩髃
臂臑
手五里
肘髎
曲池
手三里
上廉
下廉
温溜
偏历
阳溪
合谷
三间
二间
商阳

商阳 Shāngyáng

位于手食
节末桡侧，距指甲根角
0.1寸。

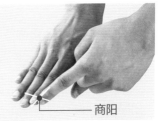

商阳

二间 Èrjiān

微握拳，在手食
指本节（第二掌指关
节）前，桡侧赤白肉
际处。

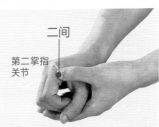

二间

第二掌指
关节

三间 Sānjiān

微握拳，在手食
指本节（第二掌指关
节）后，桡侧赤白肉
际处。

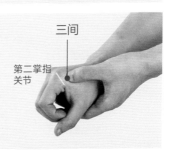

三间

第二掌指
关节

合谷 Hégǔ

位于手背，当第
二掌骨桡侧的中点处。

两手交握，一手
拇指指间横纹压在虎
口上，屈指，拇指尖
正对之处。

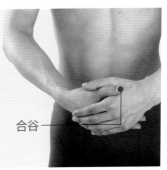

合谷

阳溪 Yángxī

位于腕背横纹桡侧，桡骨茎突远端，解剖学"鼻烟窝"凹陷中。

手拇指向上翘起时，当拇短伸肌腱与拇长伸肌腱之间的凹陷中。

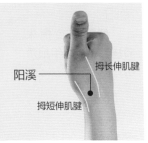

拇长伸肌腱

阳溪

拇短伸肌腱

偏历 Piānlì

屈肘，位于前臂背面桡侧，在阳溪与曲池连线上，腕横纹上3寸。

温溜 Wēnliū

屈肘，位于前臂背面桡侧，在阳溪与曲池连线上，腕横纹上5寸。

从阳溪与曲池连线的中点处向下量一横指处即是。

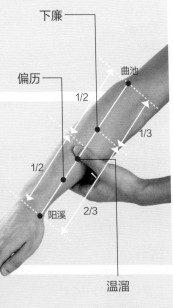

下廉

曲池

偏历

1/2

1/3

1/2

阳溪

2/3

温溜

下廉 Xiàlián

位于前臂背面桡侧，在阳溪与曲池连线上，肘横纹下4寸。

上廉 Shànglián

位于前臂背面桡侧，在阳溪与曲池连线上，肘横纹下3寸。

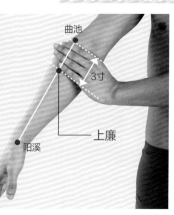

手三里 Shǒusānlǐ

位于前臂背面桡侧，在阳溪与曲池连线上，肘横纹下2寸。

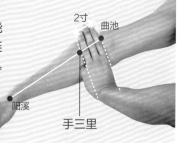

曲池 Qūchí

位于肘横纹外侧端，屈肘，在尺泽与肱骨外上髁连线中点。

屈肘成直角，在肘弯横纹尽头处。

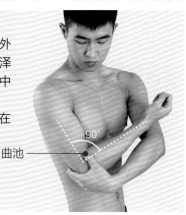

肘髎 Zhǒuliáo

位于臂外侧，在肱骨外上髁上缘，髁上嵴的前缘。

屈肘，曲池上方1寸，当肱骨边缘处。

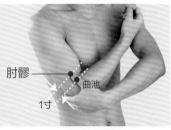

手五里 Shǒuwǔlǐ

位于臂外侧，在曲池与肩髃连线上，曲池上3寸处。

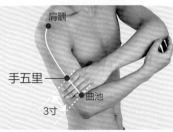

臂臑 Bìnào

位于臂外侧，三角肌止点处，在曲池与肩髃连线上，曲池上7寸。

肩髃 Jiānyú

位于肩部，三角肌上，臂外展，或向前平伸时，在肩峰前下方凹陷处。

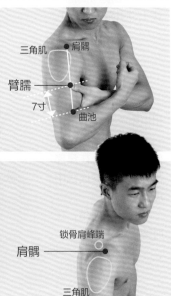

巨骨 Jùgǔ

位于肩上部，在锁骨肩峰端与肩胛冈之间凹陷处。

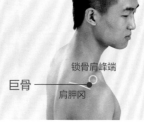

锁骨肩峰端

巨骨 ——

肩胛冈

天鼎 Tiāndǐng

位于颈外侧部，胸锁乳突肌后缘，横平环状软骨，于扶突与缺盆连线中点处取穴。

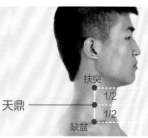

扶突

天鼎 ——

1/2

1/2

缺盆

扶突 Fútū

位于颈外侧部，喉结旁，在胸锁乳突肌的前、后缘之间。

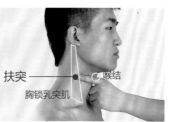

扶突 ——

喉结

胸锁乳突肌

口禾髎 Kǒuhéliáo

位于上唇部，鼻孔外缘直下，平水沟穴。

迎香 Yíngxiāng

位于鼻翼外缘中点旁，在鼻唇沟中。

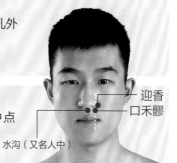

迎香

口禾髎

水沟（又名人中）

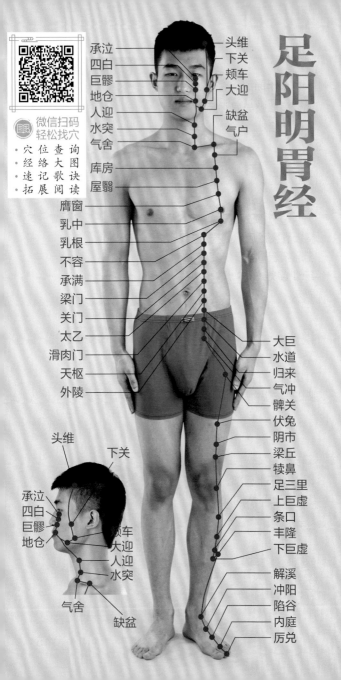

足阳明胃经

承泣 Chéngqì

位于面部，瞳孔直下，在眼球与眼眶下缘之间。

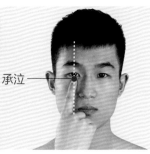

承泣

四白 Sìbái

位于面部，目正视瞳孔直下，在眶下孔凹陷处。

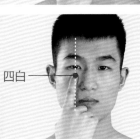

四白

巨髎 Jùliáo

位于面部，瞳孔直下，平鼻翼下缘处，在鼻唇沟外侧。

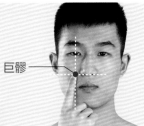

巨髎

地仓 Dìcāng

位于面部，口角旁开 0.4 寸。

平视前方，瞳孔垂线与口角平行线的交点。

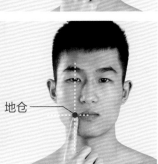

地仓

大迎 Dàyíng

位于下颌角前方，咬肌附着部的前缘，闭口鼓腮，在下颌骨边缘现一沟形，按之有动脉搏动处。

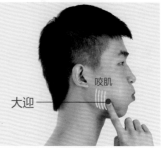

颊车 Jiáchē

位于面颊部，下颌角前上方约一横指（中指），当咀嚼时咬肌隆起时出现的凹陷处。

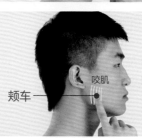

下关 Xiàguān

位于面部耳前方，在颧弓下缘中央与下颌切迹所形成的凹陷中。

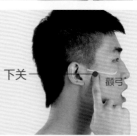

头维 Tóuwéi

位于头侧部，在额角发际上 0.5 寸，头正中线旁 4.5 寸。

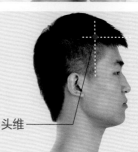

人迎 Rényíng

位于颈部，喉结旁，在胸锁乳突肌的前缘，颈总动脉搏动处。

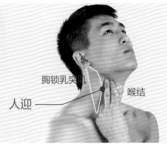

胸锁乳突肌
人迎
喉结

水突 Shuǐtū

位于颈部，胸锁乳突肌的前缘，在人迎与气舍连线的中点。

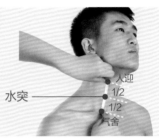

水突
人迎
1/2
1/2
气舍

气舍 Qìshè

位于颈部，在锁骨内侧端的上缘，胸锁乳突肌的胸骨头与锁骨头之间。

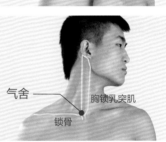

气舍
胸锁乳突肌
锁骨

缺盆 Quēpén

位于锁骨上窝中央，距前正中线 4 寸。

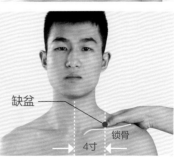

缺盆
锁骨
4寸

气户 Qìhù

位于胸部，在锁骨中点下缘，距前正中线 4 寸。

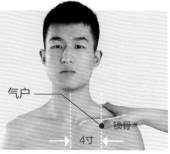

气户
锁骨
4寸

库房 Kùfáng

位于胸部，在第一肋间隙，距前正中线 4 寸。

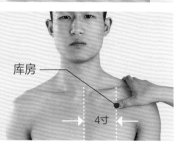

库房
4寸

屋翳 Wūyì

位于胸部，在第二肋间隙，距前正中线 4 寸。

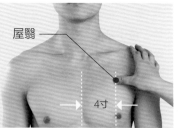

屋翳
4寸

膺窗 Yīngchuāng

位于胸部，在第三肋间隙，距前正中线 4 寸。

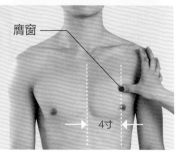

膺窗
4寸

乳中 Rǔzhōng

位于胸部，在第四肋间隙，乳头中央，距前正中线4寸。

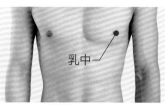

乳根 Rùgēn

位于胸部，在乳头直下，乳房根部，第五肋间隙，距前正中线4寸。

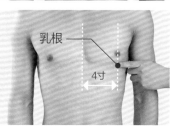

不容 Bùróng

位于上腹，在脐中上6寸，距前正中线2寸。从剑胸联合中点沿正中线向下量4横指，再水平旁开3横指，指压有酸胀感处即为本穴。

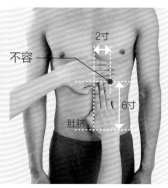

承满 Chéngmǎn

位于上腹部，在脐上5寸，距前正中线2寸。

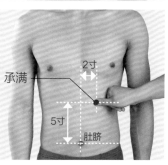

梁门 Liángmén

位于上腹部，在脐中上4寸，距前正中线2寸。

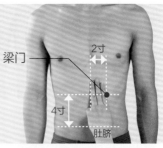

关门 Guānmén

位于上腹部，在脐中上3寸，距前正中线2寸。

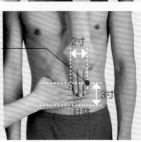

太乙 Tàiyǐ

位于上腹部，在脐中上2寸，距前正中线2寸。

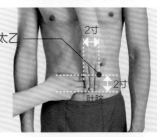

滑肉门 Huáròumén

位于上腹部，在脐中上1寸，距前正中线2寸。

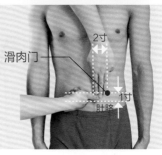

天枢 Tiānshū

位于腹中部，距脐中2寸。

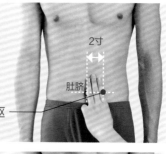

外陵 Wàilíng

位于下腹部，在脐中下1寸，距前正中线2寸。

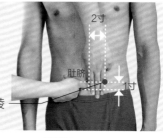

大巨 Dàjù

位于下腹部，在脐中下2寸，距前正中线2寸。

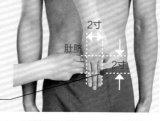

水道 Shuǐdào

位于下腹部，在脐中下3寸，距前正中线2寸。

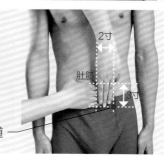

归来 Guīlái

位于下腹部，在脐中下4寸，距前正中线2寸。

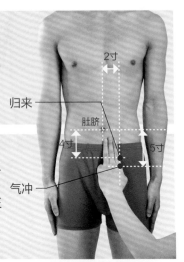

归来

肚脐

气冲

2寸

4寸

5寸

气冲 Qìchōng

位于腹股沟稍上方，在耻骨联合上缘，脐中下5寸，距前正中线2寸。

髀关 Bìguān

位于大腿前面，髂前上棘与髌底外侧端的连线上，屈股时，平会阴，居缝匠肌外侧凹陷处。

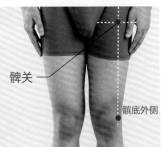

髀关

髌底外侧

伏兔 Fútù

位于大腿前面，在髂前上棘与髌底外侧端连线上，髌底上6寸。

腕掌侧远端横纹中点按在髌骨上端的中点，四指并拢压在大腿上，中指尖所接触处。

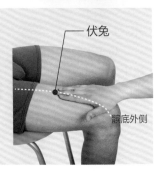

伏兔

髌底外侧

阴市 Yīnshì

位于大腿前面，股直肌腱外侧缘，髌底上3寸。

屈膝，髌底外侧端直上4横指处。

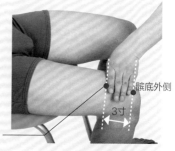

髌底外侧

3寸

阴市

梁丘 Liángqiū

位于大腿前面，股外侧肌与股直肌腱之间，髌底上2寸。

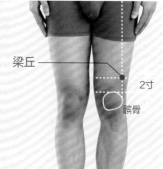

梁丘

2寸

髌骨

犊鼻 Dúbí

屈膝，位于膝部，髌骨外下方，髌韧带外侧凹陷中。

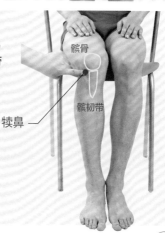

髌骨

髌韧带

犊鼻

足三里 Zúsānlǐ

位于小腿前外侧，在犊鼻下3寸，犊鼻与解溪连线上。

站位，弯腰。用同侧手张开虎口围住髌骨上外缘，余4指向下，中指尖所指处即为足三里。

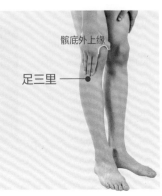

髌底外上缘

足三里

上巨虚 Shàngjùxū

位于小腿前外侧，在犊鼻下6寸，犊鼻与解溪连线上。

屈膝，从足三里向下量四横指，在胫骨和腓骨之间的凹陷处。

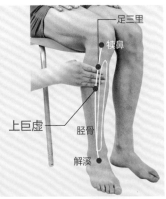

足三里
犊鼻
上巨虚
胫骨
解溪

条口 Tiáokǒu

位于小腿前外侧，在犊鼻下8寸，犊鼻与解溪连线上。

屈膝，横平丰隆，在胫骨前肌处取穴。

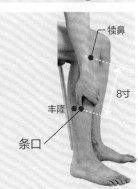

犊鼻
8寸
丰隆
条口

下巨虚 Xiàjùxū

位于小腿前外侧，在犊鼻下9寸，犊鼻与解溪连线上。

屈膝，在条口下一横指处。

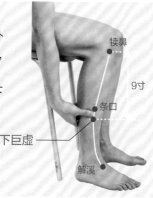

犊鼻

9寸

条口

下巨虚

解溪

丰隆 Fēnglóng

位于小腿前外侧，在外踝尖上8寸，胫骨前肌的外缘。

坐位屈膝，在犊鼻和外踝尖之间连一条线，在这条线的中点处，腓骨略前方按压有沉重感的地方即为该穴。

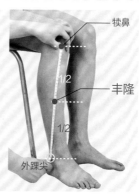

犊鼻

1/2

丰隆

1/2

外踝尖

解溪 Jiěxī

位于足背与小腿交界处，踝关节前面中央凹陷中，在踇长伸肌腱与趾长伸肌腱之间。

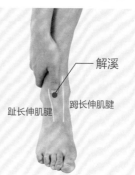

解溪

趾长伸肌腱

踇长伸肌腱

冲阳 Chōngyáng

位于足背最高处，在踇长伸肌腱与趾长伸肌腱之间，足背动脉搏动处。

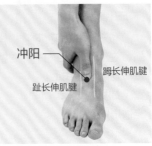

冲阳
踇长伸肌腱
趾长伸肌腱

陷谷 Xiàngǔ

位于足背，在第二、第三跖骨结合部前方凹陷处。

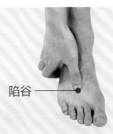

陷谷

内庭 Nèitíng

位于足背，在第二、第三趾间，趾蹼缘后方赤白肉际处。

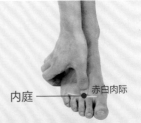

内庭
赤白肉际

厉兑 Lìduì

位于足第二趾末节外侧，距趾甲角0.1寸。

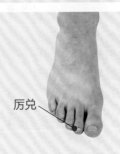

厉兑

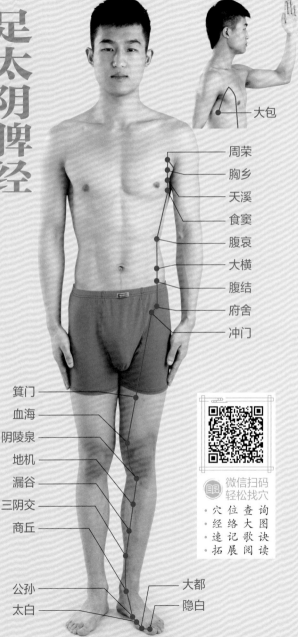

足太阴脾经

大包
周荣
胸乡
天溪
食窦
腹哀
大横
腹结
府舍
冲门

箕门
血海
阴陵泉
地机
漏谷
三阴交
商丘

公孙
太白

大都
隐白

微信扫码
轻松找穴

· 穴 位 查 询
· 经 络 大 图
· 速 记 歌 诀
· 拓 展 阅 读

隐白 Yǐnbái

位于足大趾末节内侧，距趾甲角 0.1 寸。

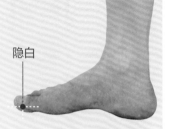

隐白

大都 Dàdū

位于足内侧缘，在足大趾本节（第一跖趾关节）前下方赤白肉际凹陷处。

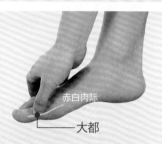

赤白肉际

大都

太白 Tàibái

位于足内侧缘，在足大趾本节（第一跖趾关节）后下方赤白肉际凹陷处。

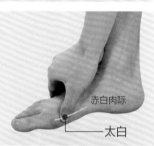

赤白肉际

太白

公孙 Gōngsūn

位于足内侧缘，在第一跖骨基底的前下方赤白肉际。

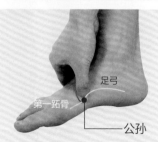

足弓

第一跖骨

公孙

商丘 Shāngqiū

位于足内踝前下方凹陷中，在舟骨粗隆与内踝尖连线的中点凹陷处。

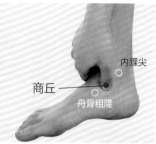

内踝尖

商丘

舟骨粗隆

三阴交 Sānyīnjiāo

位于小腿内侧，在足内踝尖上3寸，胫骨内侧缘后方。

四指并拢，小指紧贴内踝尖上，食指上缘与胫骨后缘的交点处。

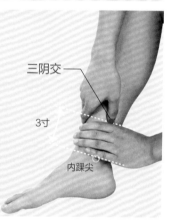

三阴交

3寸

内踝尖

漏谷 Lòugǔ

位于小腿内侧，在内踝尖与阴陵泉的连线上，距内踝尖6寸，胫骨内侧缘后方。

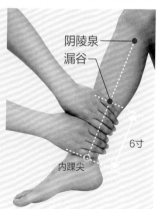

阴陵泉

漏谷

6寸

内踝尖

足太阴脾经

地机 Dìjī

位于小腿内侧，在内踝尖与阴陵泉的连线上，阴陵泉下3寸，胫骨内侧缘后方。

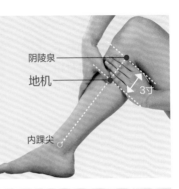

阴陵泉
地机
3寸
内踝尖

阴陵泉 Yīnlíngquán

位于小腿内侧，在胫骨内侧髁后下方凹陷处。

用拇指沿胫骨内缘由下往上推，至膝关节下时，胫骨向内上弯曲的凹陷中即是。

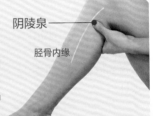

阴陵泉
胫骨内缘

血海 Xuèhǎi

位于大腿内侧，髌底内侧端上2寸，在股内侧肌隆起处。

屈膝成90°角，手掌心对准髌骨中央，虎口张开约45°角扣住膝盖，其拇指尖所指处即是。

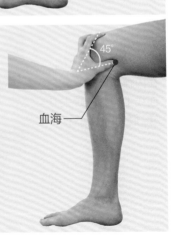

45°
血海

箕门 Jīmén

位于大腿内侧，在血海与冲门连线上，血海上6寸。

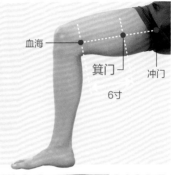

血海
箕门
冲门
6寸

冲门 Chōngmén

位于腹股沟外侧，距耻骨联合上缘中点3.5寸，当髂外动脉搏动处的外侧。

府舍 Fǔshè

位于下腹部，在脐中下4寸，冲门外上方0.7寸，距前正中线4寸。

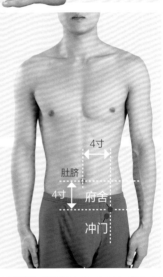

4寸
肚脐
4寸 府舍
冲门

腹结 Fùjié

位于下腹部，脐中下1.3寸，距前正中线4寸。

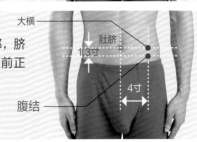

大横
肚脐
1.3寸
腹结
4寸

大横 Dàhéng

位于腹中部，距脐中 4 寸。

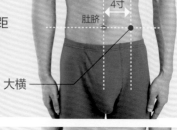

腹哀 Fù'āi

位于上腹部，在脐中上 3 寸，距前正中线 4 寸。

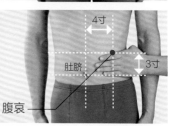

食窦 Shídòu

位于胸外侧部，在第五肋间隙，距前正中线 6 寸。

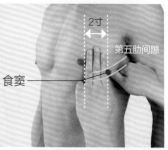

天溪 Tiānxī

位于胸外侧部，在第四肋间隙，距前正中线 6 寸。

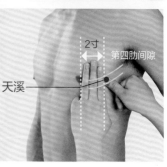

胸乡 Xiōngxiāng

位于胸外侧部，在第三肋间隙，距前正中线6寸。

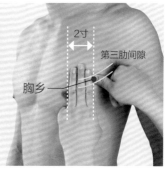

2寸

第三肋间隙

胸乡

周荣 Zhōuróng

位于胸外侧部，在第二肋间隙，距前正中线6寸。

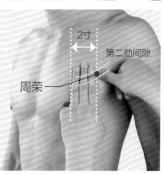

2寸

第二肋间隙

周荣

大包 Dàbāo

位于侧胸部，腋中线上，在第六肋间隙处。

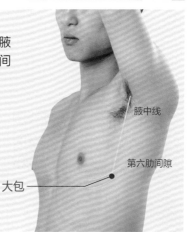

腋中线

第六肋间隙

大包

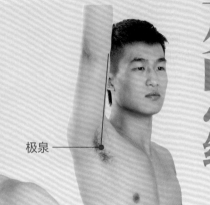

手少阴心经

极泉

青灵

少海

灵道
通里
阴郄
神门
少府

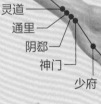

少冲

极泉 Jíquán

位于腋窝顶点，腋动脉搏动处。

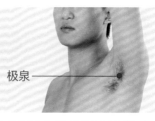

青灵 Qīnglíng

位于臂内侧，在极泉与少海的连线上，肘横纹上3寸，肱二头肌的内侧沟中。

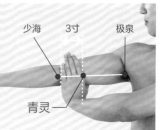

少海 Shàohǎi

在肘前部，横平肘横纹，肱骨内上髁前缘。

屈肘成直角，位于肘横纹内侧端与肱骨内上髁连线的中点处。

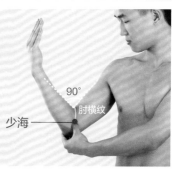

灵道 Língdào

位于前臂掌侧，在尺侧腕屈肌腱的桡侧缘，腕掌侧远端横纹上1.5寸。

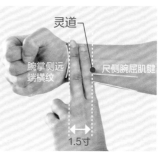

通里 Tōnglǐ

位于前臂掌侧，在尺侧腕屈肌腱的桡侧缘，腕掌侧远端横纹上1寸。

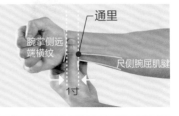

阴郄 Yīnxì

位于前臂掌侧，在尺侧腕屈肌腱的桡侧缘，腕掌侧远端横纹上0.5寸。

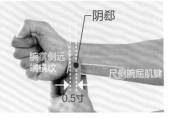

神门 Shénmén

位于腕部，腕掌侧远端横纹尺侧端，尺侧腕屈肌腱的桡侧凹陷处。

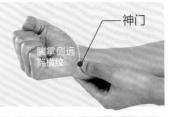

少府 Shàofǔ

位于手掌面，第四、第五掌骨之间，横平第5掌指关节近端。

握拳时，在小指尖所指处。

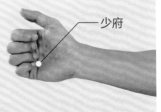

少冲 Shàochōng

位于手小指末节桡侧，距指甲根角0.1寸。

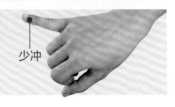

手太阳小肠经

颧髎
听宫
天容
天窗

肩中俞
肩外俞
秉风
臑俞
肩贞
天宗
曲垣

小海
支正
养老
阳谷
腕骨
后溪
前谷
少泽

微信扫码
轻松找穴
· 穴 位 查 询
· 经 络 大 图
· 速 记 歌 诀
· 拓 展 阅 读

少泽 Shàozé

位于手小指末节尺侧，距指甲根角侧上方 0.1 寸。

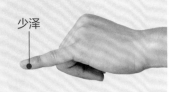

少泽

前谷 Qiángǔ

位于手尺侧，微握拳，在小指本节（第五掌指关节）前的掌指横纹头赤白肉际。

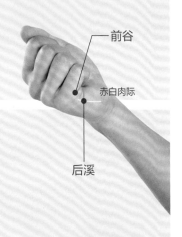

前谷

赤白肉际

后溪 Hòuxī

位于手掌尺侧，微握拳，在小指本节（第五掌指关节）后的远侧掌横纹头赤白肉际。

后溪

腕骨 Wàngǔ

位于手掌尺侧，在第五掌骨基底与三角骨之间的赤白肉际凹陷中。

由后溪向上沿掌骨直推至一突起骨，于两骨之间凹陷中取穴。

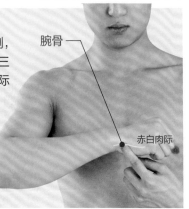

腕骨

赤白肉际

阳谷 Yánggǔ

位于手腕尺侧，在尺骨茎突与三角骨之间的凹陷中。

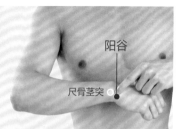

阳谷

尺骨茎突

养老 Yǎnglǎo

位于前臂背面尺侧，在尺骨头近端桡侧凹陷中，腕背横纹上1寸。

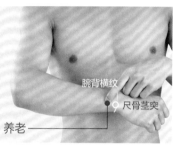

腕背横纹

尺骨茎突

养老

支正 Zhīzhèng

位于前臂背面尺侧，在阳谷与小海的连线上，腕背横纹上5寸。

屈肘，阳谷与小海的连线中点向远端1寸，尺骨尺侧缘。

小海 Xiǎohǎi

位于肘内侧，在尺骨鹰嘴与肱骨内上髁之间凹陷处。

用手弹敲此处时有触电麻感直达小指。

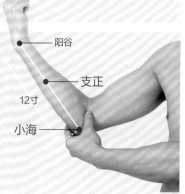

阳谷

支正

12寸

小海

41

肩贞 Jiānzhēn

位于肩关节后下方，臂内收时，腋后纹头上1寸。

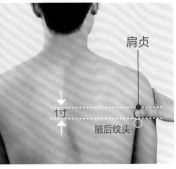

肩贞

1寸

腋后纹头

臑俞 Nàoshù

位于肩部，在腋后纹头直上，肩胛冈下缘凹陷中。

天宗 Tiānzōng

位于肩胛部，在肩胛冈中点与肩胛骨下角连线的上1/3与下2/3交点凹陷处，与第四胸椎相平。

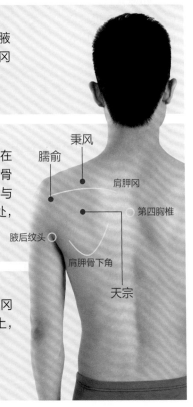

秉风

臑俞

肩胛冈

第四胸椎

腋后纹头

肩胛骨下角

天宗

秉风 Bǐngfēng

位于肩胛部，冈上窝中央，天宗直上，举臂有凹陷处。

曲垣 Qūyuán

位于肩胛部，肩胛冈上窝内侧端上缘凹陷中，在臑俞与第二胸椎棘突连线的中点处。

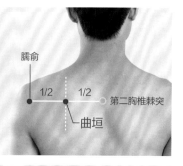

臑俞
1/2　1/2　第二胸椎棘突
曲垣

肩外俞 Jiānwàishù

位于背部，在第一胸椎棘突下，旁开3寸。

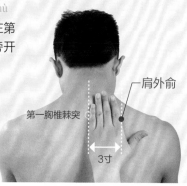

肩外俞
第一胸椎棘突
3寸

肩中俞 Jiānzhōngshù

位于背部，在第七颈椎棘突下，旁开2寸。

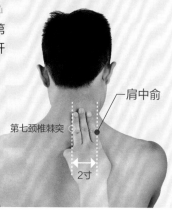

肩中俞
第七颈椎棘突
2寸

天窗 Tiānchuāng

位于颈外侧部，胸锁乳突肌的后缘，与喉结相平。

天容 Tiānróng

位于颈外侧部，在下颌角的后方，胸锁乳突肌的前缘凹陷中。

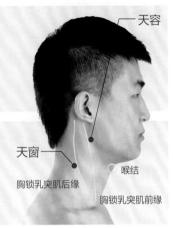

天容

天窗

胸锁乳突肌后缘

喉结

胸锁乳突肌前缘

颧髎 Quánliáo

位于面部，在目外眦直下，颧骨下缘凹陷处。

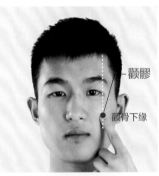

颧髎

颧骨下缘

听宫 Tīnggōng

位于面部，耳屏前，下颌骨髁突的后方，张口时呈凹陷处。

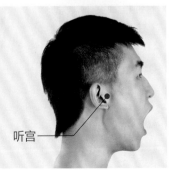

听宫

足太阳膀胱经

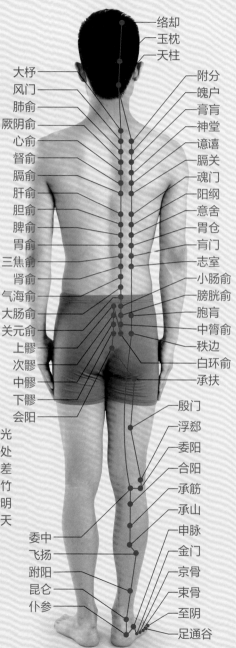

络却
玉枕
天柱

附分
魄户
膏肓
神堂
譩譆
膈关
魂门
阳纲
意舍
胃仓
肓门
志室
小肠俞
膀胱俞
胞肓
中膂俞
秩边
白环俞
承扶

大杼
风门
肺俞
厥阴俞
心俞
督俞
膈俞
肝俞
胆俞
脾俞
胃俞
三焦俞
肾俞
气海俞
大肠俞
关元俞
上髎
次髎
中髎
下髎
会阳

殷门
浮郄
委阳
合阳
承筋
承山
申脉
金门
京骨
束骨
至阴
足通谷

委中
飞扬
跗阳
昆仑
仆参

微信扫码
轻松找穴

· 穴 位 查 询
· 经 络 大 图
· 速 记 歌 诀
· 拓 展 阅 读

眉冲

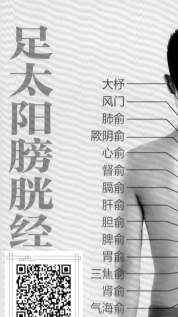

承光
五处
曲差
攒竹
睛明
通天

睛明 Jīngmíng

位于面部，目内眦内上方眶内侧壁凹陷处。

攒竹 Cuánzhú

位于面部，在眉头凹陷中，睛明直上至眉头边缘触及的凹陷中。

眉冲 Méichōng

位于头部，在攒竹直上入发际 0.5 寸，神庭与曲差连线之间。

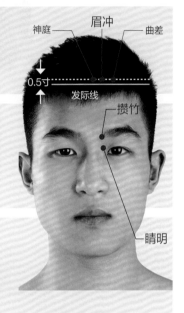

曲差 Qūchā

位于头部，在前发际正中直上 0.5 寸，旁开 1.5 寸，即神庭与头维连线的内 1/3 与中 1/3 交点上。

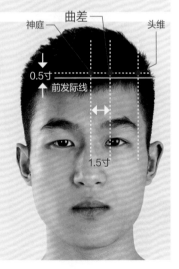

五处 Wǔchù

位于头部，在前发际正中直上1寸，旁开1.5寸。

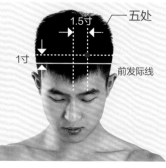

1.5寸 五处
1寸
前发际线

承光 Chéngguāng

位于头部，在前发际正中直上2.5寸，旁开1.5寸。

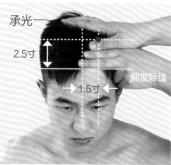

承光
2.5寸
1.5寸
前发际线

通天 Tōngtiān

位于头部，在前发际正中直上4寸，旁开1.5寸。

先取两耳尖连线的中点，再向前1寸，旁开1.5寸。

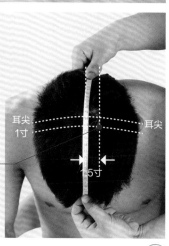

耳尖
1寸
耳尖
通天
1.5寸

络却 Luòquè

位于头部，在前发际正中直上 5.5 寸，旁开 1.5 寸。

两耳尖连线向前 1.5 寸，正中线旁开 1.5 寸即是。

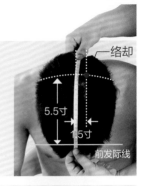

玉枕 Yùzhěn

位于后头部，在后发际正中直上 2.5 寸，旁开 1.3 寸，平枕外隆凸上缘的凹陷处。

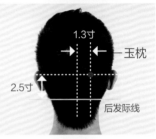

天柱 Tiānzhù

位于项部，大筋（斜方肌）外缘凹陷中，约在后发际正中旁开 1.3 寸。

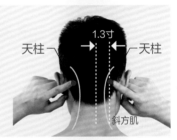

大杼 Dàzhù

位于背部，在第一胸椎棘突下，旁开 1.5 寸。

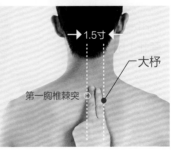

风门 Fēngmén

位于背部，在第二胸椎棘突下，旁开1.5寸。

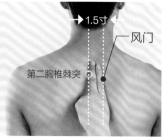

肺俞 Fèishù

位于背部，在第三胸椎棘突下，旁开1.5寸。

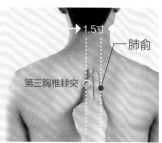

厥阴俞 Juéyīnshù

位于背部，在第四胸椎棘突下，旁开1.5寸。

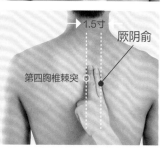

心俞 Xīnshù

位于背部，在第五胸椎棘突下，旁开1.5寸。

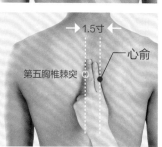

督俞 Dūshù

位于背部，在第六胸椎棘突下，旁开1.5寸。

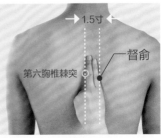

→ 1.5寸 ←
督俞
第六胸椎棘突

膈俞 Géshù

位于背部，在第七胸椎棘突下，旁开1.5寸。

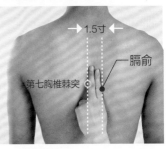

1.5寸
膈俞
第七胸椎棘突

肝俞 Gānshù

位于背部，在第九胸椎棘突下，旁开1.5寸。

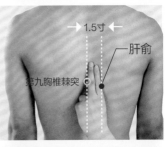

→ 1.5寸 ←
肝俞
第九胸椎棘突

胆俞 Dǎnshù

位于背部，在第十胸椎棘突下，旁开1.5寸。

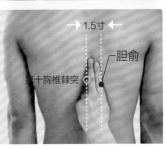

→ 1.5寸 ←
胆俞
第十胸椎棘突

脾俞 Píshù

位于背部，在第十一胸椎棘突下，旁开1.5寸。

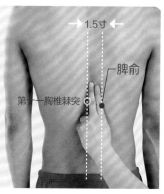

1.5寸
脾俞
第十一胸椎棘突

胃俞 Wèishù

位于背部，在第十二胸椎棘突下，旁开1.5寸。

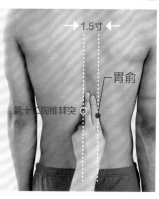

1.5寸
胃俞
第十二胸椎棘突

三焦俞 Sānjiāoshù

位于腰部，在第一腰椎棘突下，旁开1.5寸。

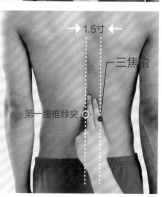

1.5寸
三焦俞
第一腰椎棘突

肾俞 Shènshù

位于腰部，在第二腰椎棘突下，旁开1.5寸。

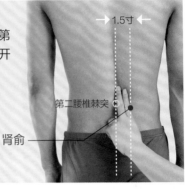

1.5寸

第二腰椎棘突

肾俞

气海俞 Qìhǎishù

位于腰部，在第三腰椎棘突下，旁开1.5寸。

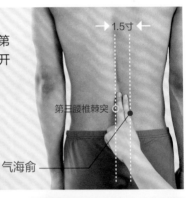

1.5寸

第三腰椎棘突

气海俞

大肠俞 Dàchángshù

位于腰部，在第四腰椎棘突下，旁开1.5寸。

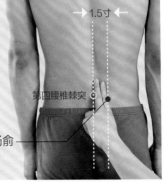

1.5寸

第四腰椎棘突

大肠俞

关元俞
Guānyuánshù

位于腰部,在第五腰椎棘突下,旁开1.5寸。

小肠俞
Xiǎochángshù

位于骶部,在骶正中嵴旁1.5寸,平第一骶后孔。

膀胱俞
Pángguāngshù

位于骶部,在骶正中嵴旁1.5寸,平第二骶后孔。

中膂俞
Zhōnglǚshù

位于骶部,在骶正中嵴旁1.5寸,平第三骶后孔。

白环俞
Báihuánshù

位于骶部,在骶正中嵴旁1.5寸,平第四骶后孔。

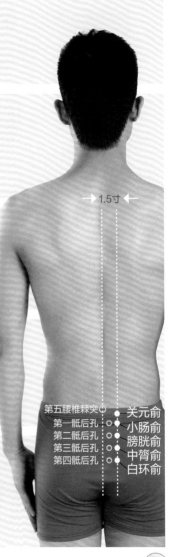

1.5寸

第五腰椎棘突 — 关元俞
第一骶后孔 — 小肠俞
第二骶后孔 — 膀胱俞
第三骶后孔 — 中膂俞
第四骶后孔 — 白环俞

上髎 Shàngliáo

位于骶部，适对第一骶后孔处。

次髎 Cìliáo

位于骶部，适对第二骶后孔处。

中髎 Zhōngliáo

位于骶部，适对第三骶后孔处。

下髎 Xiàliáo

位于骶部，适对第四骶后孔处。

会阳 Huìyáng

在骶部，尾骨端旁开 0.5 寸，尾骨下端旁边软陷处。

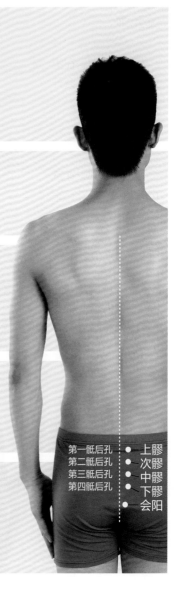

第一骶后孔 ●─上髎
第二骶后孔 ●─次髎
第三骶后孔 ●─中髎
第四骶后孔 ●─下髎
●─会阳

承扶 Chéngfú

位于大腿后面，臀下横纹的中点。

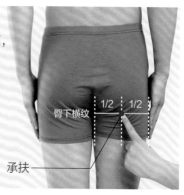

臀下横纹 1/2 1/2

承扶

殷门 Yīnmén

位于大腿后面，承扶下6寸，在承扶与委中连线的中点上1寸。

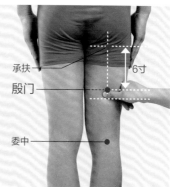

承扶
殷门
6寸
委中

浮郄 Fúxì

位于膝后，腘横纹上1寸，股二头肌腱的内侧。

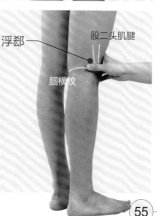

浮郄
股二头肌腱
腘横纹

委阳 Wěiyáng

位于膝后，腘横纹外侧端，在股二头肌腱的内侧。

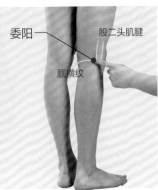

委阳　股二头肌腱
腘横纹

委中 Wěizhōng

位于膝后，腘横纹中点，在股二头肌腱与半腱肌腱的中间。

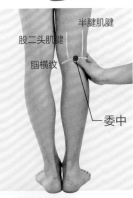

半腱肌腱
股二头肌腱
腘横纹
委中

附分 Fùfēn

位于背部，在第二胸椎棘突下，旁开3寸。

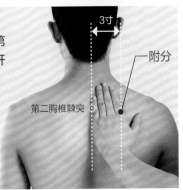

3寸
附分
第二胸椎棘突

魄户 Pòhù

位于背部，在第三胸椎棘突下，旁开3寸。

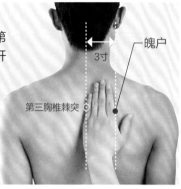

3寸

第三胸椎棘突

魄户

膏肓 Gāohuāng

位于背部，在第四胸椎棘突下，旁开3寸。

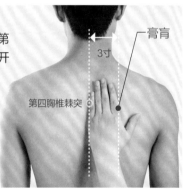

3寸

第四胸椎棘突

膏肓

神堂 Shéntáng

位于背部，在第五胸椎棘突下，旁开3寸。

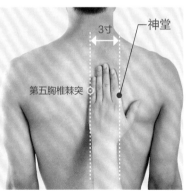

3寸

第五胸椎棘突

神堂

谚语 Yìxǐ

位于背部，在第六胸椎棘突下，旁开3寸。

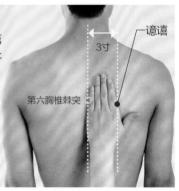

3寸
谚语
第六胸椎棘突

膈关 Géguān

位于背部，在第七胸椎棘突下，旁开3寸。

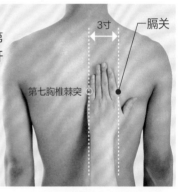

3寸
膈关
第七胸椎棘突

魂门 Húnmén

位于背部，在第九胸椎棘突下，旁开3寸。

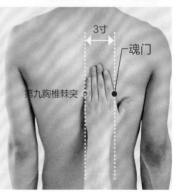

3寸
魂门
第九胸椎棘突

阳纲 Yánggāng

位于背部，在第十胸椎棘突下，旁开3寸。

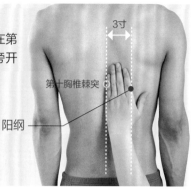

3寸

第十胸椎棘突

阳纲

意舍 Yìshè

位于背部，在第十一胸椎棘突下，旁开3寸。

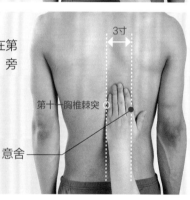

3寸

第十一胸椎棘突

意舍

胃仓 Wèicāng

位于背部，在第十二胸椎棘突下，旁开3寸。

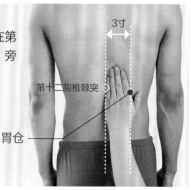

3寸

第十二胸椎棘突

胃仓

肓门 Huāngmén

位于腰部，在第一腰椎棘突下，旁开3寸。

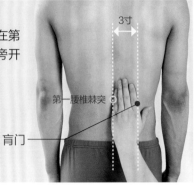

第一腰椎棘突

肓门

志室 Zhìshì

位于腰部，在第二腰椎棘突下，旁开3寸。

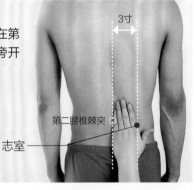

第二腰椎棘突

志室

胞肓 Bāohuāng

位于臀部，平第二骶后孔，骶正中嵴旁开3寸。

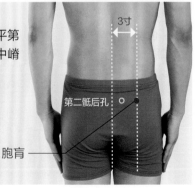

第二骶后孔

胞肓

秩边 Zhìbiān

位于臀部,平第四骶后孔,骶正中嵴旁开3寸。

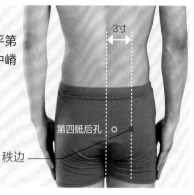

第四骶后孔

秩边

合阳 Héyáng

位于小腿后面,在委中与承山的连线上,委中下2寸。

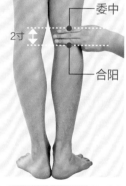

委中

合阳

承筋 Chéngjīn

位于小腿后面,在委中与承山的连线上,腓肠肌肌腹中央,委中下5寸。

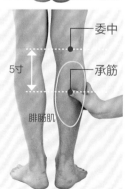

委中

承筋

腓肠肌

承山 Chéngshān

位于小腿后面正中，腓肠肌两肌腹与肌腱交角处。

直立，一足尖着地，两手上举。在腓肠肌下部出现一"人"字纹，在人字纹下方可触摸到一凹陷处，即为该穴。

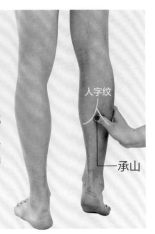

人字纹

承山

飞扬 Fēiyáng

位于小腿后面，昆仑直上7寸，承山外下方1寸处。

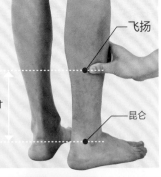

飞扬

昆仑

7寸

跗阳 Fūyáng

位于小腿后面，腓骨与跟腱之间，昆仑直上3寸。

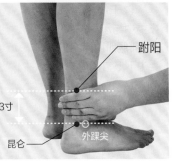

跗阳

3寸

昆仑

外踝尖

昆仑 Kūnlún

位于足部外踝后方，在外踝尖与跟腱之间的凹陷处。

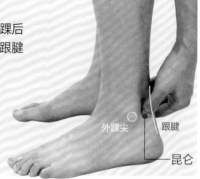

外踝尖　跟腱

昆仑

仆参 Púcān

位于足外侧部，外踝后下方，昆仑直下，跟骨外侧，赤白肉际处。

昆仑

仆参

申脉 Shēnmài

位于足外侧部，外踝尖直下，外踝下缘与跟骨之间凹陷中。

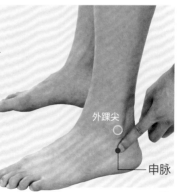

外踝尖

申脉

63

金门 Jīnmén

位于足外侧，在外踝前缘直下，第5跖骨粗隆后方，骰骨下缘凹陷处。

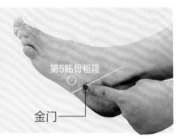

第5跖骨粗隆

金门

京骨 Jīnggǔ

位于足外侧，第五跖骨粗隆下方，赤白肉际处。

束骨 Shùgǔ

位于足外侧，足小趾本节（第5跖趾关节）的后方，赤白肉际处。

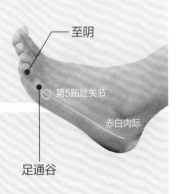

第5跖趾关节

第5跖骨粗隆

赤白肉际

束骨

京骨

足通谷 Zútōnggǔ

位于足外侧，足小趾本节（第5跖趾关节）的前方，赤白肉际处。

至阴

第5跖趾关节

赤白肉际

至阴 Zhìyīn

位于足小趾末节外侧，距趾甲角0.1寸。

足通谷

足少阴肾经

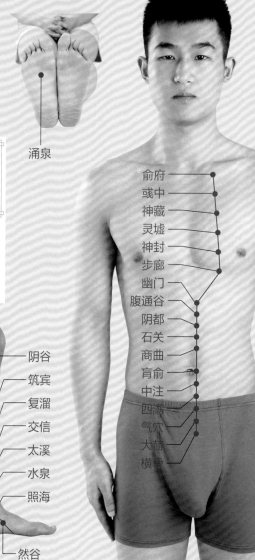

涌泉

俞府
彧中
神藏
灵墟
神封
步廊
幽门
腹通谷
阴都
石关
商曲
肓俞
中注
四满
气穴
大赫
横骨

阴谷
筑宾
复溜
交信
太溪
水泉
照海

大钟
然谷

涌泉 Yǒngquán

位于足底部，卷足时足前部凹陷处。

约在足底第二、第三趾趾缝纹头端与足跟连线的前 1/3 与后 2/3 交点上。

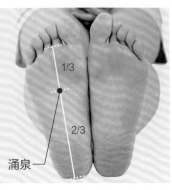

1/3

2/3

涌泉

然谷 Rángǔ

位于足内侧缘，足舟骨粗隆下方，赤白肉际。

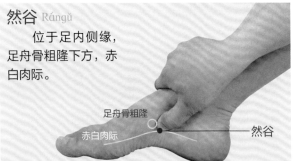

足舟骨粗隆

赤白肉际

然谷

太溪 Tàixī

位于足内侧，内踝后方，在内踝尖与跟腱之间的凹陷处。

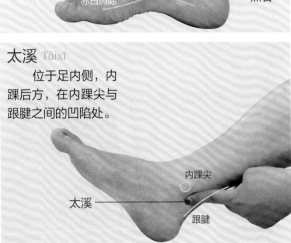

内踝尖

太溪

跟腱

大钟 Dàzhōng

位于足内侧，内踝后下方，在跟腱附着部的内侧前方凹陷处。

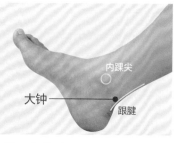

内踝尖

大钟

跟腱

水泉 Shuǐquán

位于足内侧，内踝后下方，在太溪直下1寸（指寸），跟骨结节的内侧凹陷处。

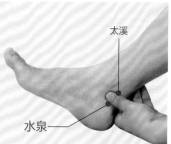

太溪

水泉

照海 Zhàohǎi

位于足内侧，内踝下1寸，内踝下缘的凹陷处。

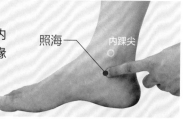

照海

内踝尖

复溜 Fùliū

位于小腿内侧，太溪直上2寸，跟腱的前缘。

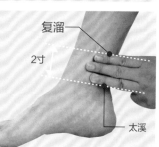

复溜

2寸

太溪

交信 Jiāoxìn

位于小腿内侧，在太溪直上2寸，复溜前0.5寸，胫骨内侧缘的后方。

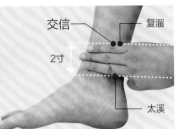

筑宾 Zhùbīn

位于小腿内侧，在太溪与阴谷的连线上，太溪上5寸，比目鱼肌与跟腱之间。

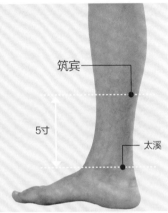

阴谷 Yīngǔ

位于腘窝内，腘横纹上，半腱肌腱外侧缘。

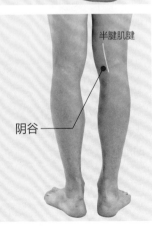

横骨 Hénggǔ

位于下腹部，在脐中下5寸，前正中线旁开0.5寸。

大赫 Dàhè

位于下腹部，在脐中下4寸，前正中线旁开0.5寸。

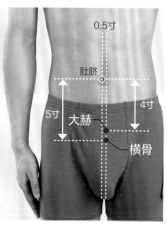

气穴 Qìxué

位于下腹部，在脐中下3寸，前正中线旁开0.5寸。

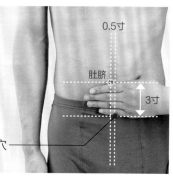

四满 Sìmǎn

位于下腹部，在脐中下2寸，前正中线旁开0.5寸。

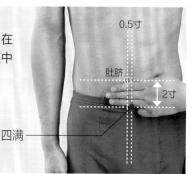

中注 Zhōngzhù

位于下腹部，在脐中下1寸，前正中线旁开0.5寸。

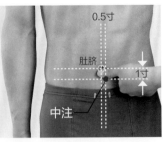

肓俞 Huāngshù

位于腹中部，在脐中旁开0.5寸。

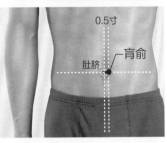

商曲 Shāngqū

位于上腹部，在脐中上2寸，前正中线旁开0.5寸。

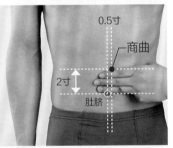

石关 Shíguān

位于上腹部，在脐中上3寸，前正中线旁开0.5寸。

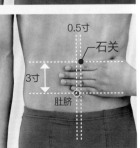

阴都 Yīndū

位于上腹部，在脐中上4寸，前正中线旁开0.5寸。

腹通谷 Fùtōnggǔ

位于上腹部，在脐中上5寸，前正中线旁开0.5寸。

幽门 Yōumén

位于上腹部，在脐中上6寸，前正中线旁开0.5寸。

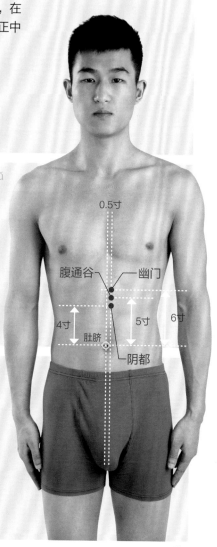

0.5寸

腹通谷 ——幽门

4寸 肚脐

5寸 6寸

——阴都

足少阴肾经

步廊 Bùláng

位于胸部，在第五肋间隙，前正中线旁开2寸。

自乳头向下一个肋间隙即第五肋间隙，在此肋间隙从前正中线向旁边量三横指即为该穴。

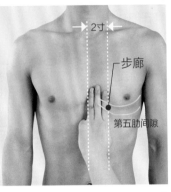

2寸
步廊
第五肋间隙

神封 Shénfēng

位于胸部，在第四肋间隙，前正中线旁开2寸。

与乳头相平的肋间隙即第四肋间隙，在此肋间隙从前正中线向旁边量三横指即为该穴。

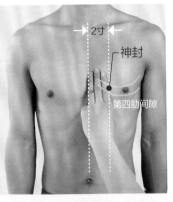

2寸
神封
第四肋间隙

灵墟 Língxū

位于胸部，在第三肋间隙，前正中线旁开2寸。

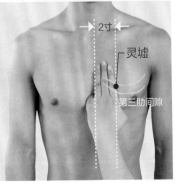

2寸
灵墟
第三肋间隙

神藏 Shéncáng

位于胸部，在第二肋间隙，前正中线旁开2寸。

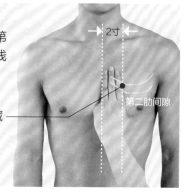

2寸

第二肋间隙

神藏

彧中 Yùzhōng

位于胸部，在第一肋间隙，前正中线旁开2寸。

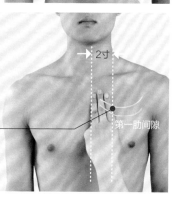

2寸

第一肋间隙

彧中

俞府 Shùfǔ

位于胸部，在锁骨下缘，前正中线旁开2寸。

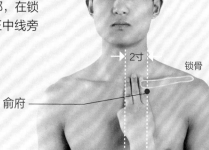

2寸

锁骨

俞府

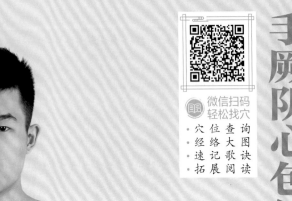

手厥阴心包经

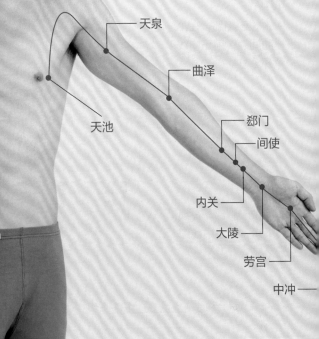

天泉

曲泽

天池

郄门

间使

内关

大陵

劳宫

中冲

天池 Tiānchí

位于胸部，在第四肋间隙，乳头外上方1寸，前正中线旁开5寸。

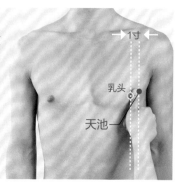

天泉 Tiānquán

位于臂内侧，在腋前纹头下2寸，肱二头肌的长、短头之间。

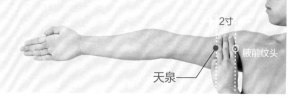

曲泽 Qūzé

位于肘横纹中，在肱二头肌腱的尺侧缘。

肘部微屈，在肘弯可触摸到一条大筋，在大筋内侧的肘弯横纹上有一凹陷，即为该穴。

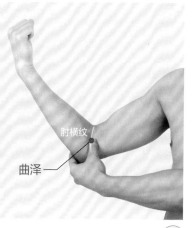

手厥阴心包经

郄门 Xìmén

位于前臂掌侧，掌长肌腱与桡侧腕屈肌腱之间，腕掌侧远端横纹上5寸。

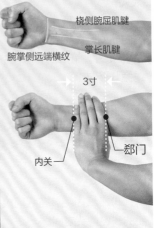

桡侧腕屈肌腱
掌长肌腱
腕掌侧远端横纹
3寸
内关
郄门

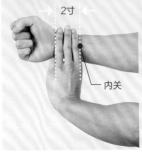

2寸
内关

间使 Jiānshǐ

位于前臂掌侧，在曲泽与大陵的连线上，腕掌侧远端横纹上3寸，掌长肌腱与桡侧腕屈肌腱之间。

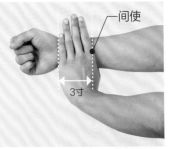

间使
3寸

内关 Nèiguān

位于前臂掌侧，在曲泽与大陵的连线上，腕掌侧远端横纹上2寸，掌长肌腱与桡侧腕屈肌腱之间。

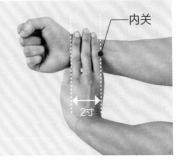

内关
2寸

大陵 Dàlíng

位于腕掌侧远端横纹的中点处，在掌长肌腱与桡侧腕屈肌腱之间。

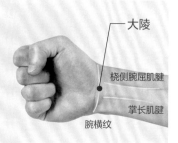

大陵

桡侧腕屈肌腱

掌长肌腱

腕横纹

劳宫 Láogōng

位于手掌心，在第二、第三掌骨之间偏于第三掌骨，握拳屈指时中指尖处。

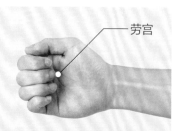

劳宫

中冲 Zhōngchōng

位于手中指末节尖端中央。

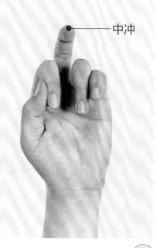

中冲

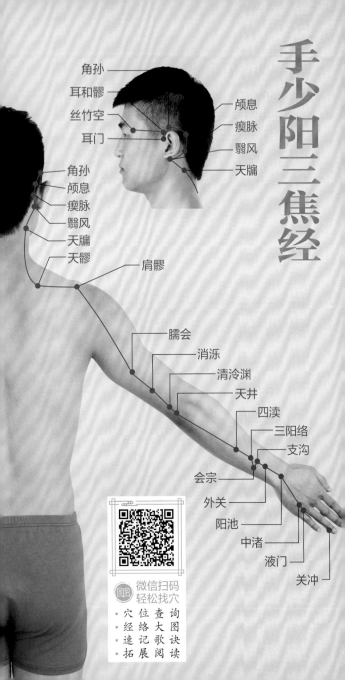

手少阳三焦经

角孙
耳和髎
丝竹空
耳门
颅息
瘈脉
翳风
天牖

角孙
颅息
瘈脉
翳风
天牖
天髎
肩髎

臑会
消泺
清冷渊
天井
四渎
三阳络
支沟
会宗
外关
阳池
中渚
液门
关冲

微信扫码
轻松找穴

• 穴位查询
• 经络大图
• 速记歌诀
• 拓展阅读

关冲 Guānchōng

位于手无名指末节尺侧，距指甲根角0.1寸处。

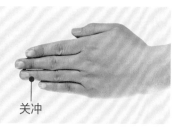

关冲

液门 Yèmén

位于手背部，第四、第五指间，指蹼缘后方赤白肉际处。

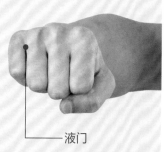

液门

中渚 Zhōngzhǔ

位于手背，第四、第五掌骨间，第四掌指关节近端凹陷中，液门直上1寸处。

阳池 Yángchí

位于腕背侧远端横纹上，指伸肌腱的尺侧缘凹陷处。

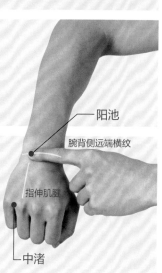

阳池

腕背侧远端横纹

指伸肌腱

中渚

手少阳三焦经

外关 Wàiguān

位于腕背侧远端横纹上2寸，尺骨与桡骨间隙中点。

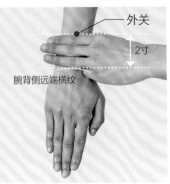

外关

2寸

腕背侧远端横纹

支沟 Zhīgōu

位于腕背侧远端横纹上3寸，尺骨与桡骨间隙中点。

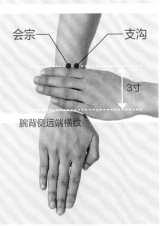

会宗

支沟

3寸

腕背侧远端横纹

会宗 Huìzōng

位于前臂背侧，当腕背侧远端横纹上3寸，尺骨的桡侧缘。

三阳络 Sānyángluò

位于前臂背侧，腕背侧远端横纹上4寸，尺骨与桡骨间隙中点。

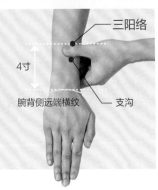

三阳络

4寸

腕背侧远端横纹

支沟

四渎 Sìdú

位于前臂背侧，肘尖下方5寸，在阳池与肘尖的连线上，尺骨与桡骨之间。

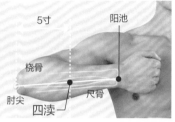

天井 Tiānjǐng

位于上臂外侧，屈肘时，肘尖直上1寸凹陷处。

清泠渊 Qīnglíngyuān

位于上臂外侧，屈肘，在肘尖直上2寸。

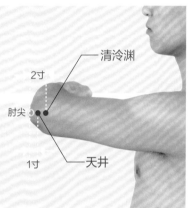

消泺 Xiāoluò

位于上臂外侧，在清泠渊与臑会连线中点处。

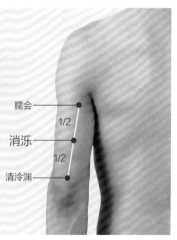

臑会 Nàohuì

位于臂外侧，在肘尖与肩髎的连线上，肩髎下 3 寸，三角肌的后下缘。

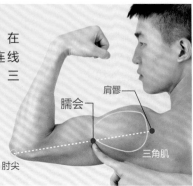

肩髎

臑会

三角肌

肘尖

肩髎 Jiānliáo

位于肩部，肩后方，在肩关节外展时于肩峰后下方呈现凹陷处。

肩髎

肩峰

天髎 Tiānliáo

位于肩胛部，在肩胛骨上角骨际凹陷处。

正坐垂肩，在肩井与曲垣连线中点处。

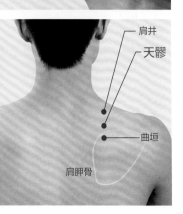

肩井

天髎

曲垣

肩胛骨

天牖 Tiānyǒu

位于颈侧部，在乳突的后方直下，平下颌角，胸锁乳突肌的后缘。

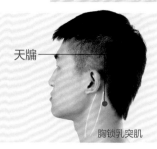

天牖

胸锁乳突肌

翳风 Yìfēng

位于耳垂后，在乳突下端前方凹陷处。

将耳垂向后按压，在正对耳垂边缘的凹陷处。

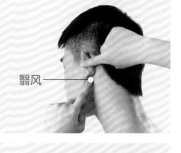

翳风

瘈脉 Chìmài

位于头部，耳后乳突中央，在角孙与翳风之间，沿耳轮弧形连线的中、下1/3交点处。

颅息 Lúxī

位于头部，在角孙至翳风之间，沿耳轮弧形连线的上、中1/3交点处。

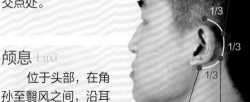

角孙

颅息

1/3

1/3

1/3

瘈脉

翳风

手少阳三焦经

角孙 Jiǎosūn

位于头部，折耳郭向前，在耳尖直上，入发际处。

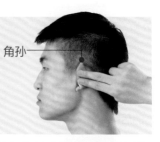

角孙

耳门 Ěrmén

位于面部，在耳屏上切迹的前方、下颌骨髁突后缘，张口有凹陷处。

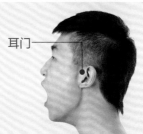

耳门

耳和髎 Ěrhéliáo

位于头侧部，在鬓发后缘，平耳郭根之前方，颞浅动脉后缘。

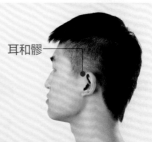

耳和髎

丝竹空 Sīzhúkōng

位于面部，在眉梢外侧凹陷处。

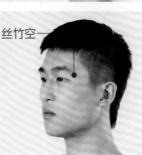

丝竹空

足少阳胆经

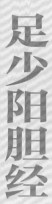

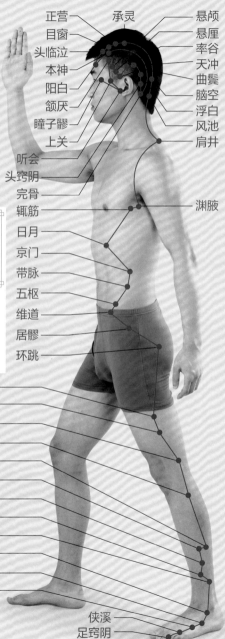

正营　　承灵　　悬颅
目窗　　　　　　悬厘
头临泣　　　　　率谷
本神　　　　　　天冲
阳白　　　　　　曲鬓
颔厌　　　　　　脑空
瞳子髎　　　　　浮白
上关　　　　　　风池
听会　　　　　　肩井
头窍阴
完骨
辄筋　　　　　　渊腋
日月
京门
带脉
五枢
维道
居髎
环跳

风市
中渎
膝阳关
阳陵泉
阳交
外丘
光明
阳辅
悬钟
丘墟
足临泣
地五会

侠溪
足窍阴

足少阳胆经

瞳子髎 Tóngzǐliáo

位于面部，目外眦旁，在眶外侧缘处。

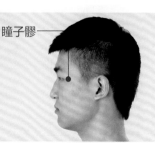

听会 Tīnghuì

位于面部，在耳屏间切迹的前方，下颌骨髁状突的后缘，张口有凹陷处。

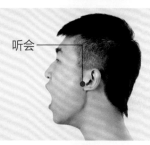

上关 Shàngguān

位于耳前，下关直上，在颧弓的上缘凹陷处。

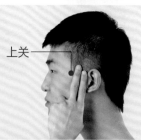

颔厌 Hànyàn

位于头部，在头维与曲鬓弧形连线的上 1/4 与下 3/4 交点处。

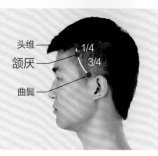

悬颅 Xuánlú

位于头部，在头维与曲鬓弧形连线的中点处。

悬厘 Xuánlí

位于头部，在头维与曲鬓弧形连线的上 3/4 与下 1/4 交点处。

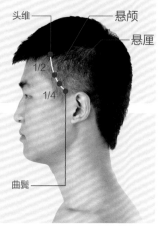

曲鬓 Qūbìn

位于头部，在耳前鬓角发际后缘的垂线与耳尖水平线交点处。

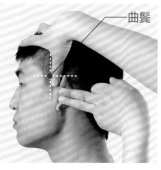

率谷 Shuàigǔ

位于头部，在耳尖直上入发际 1.5 寸，角孙直上方。

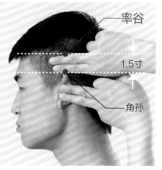

天冲 Tiānchōng

位于头部，在耳根后缘直上入发际 2 寸，率谷后 0.5 寸处。

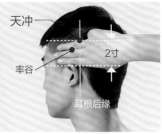

浮白 Fúbái

位于头部，在耳后乳突的后上方，天冲与完骨的弧形连线的中 1/3 与上 1/3 交点处。

在头侧耳尖后方，入发际 1 寸处取穴。

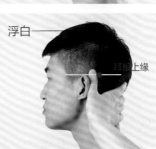

头窍阴 Tóuqiàoyīn

位于头部，在耳后乳突的后上方，天冲与完骨的弧形连线的中 1/3 与下 1/3 交点处。

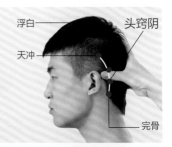

完骨 Wángǔ

位于头部，在耳后乳突的后下方凹陷处。

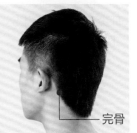

本神 Běnshén

位于头部，在前发际上0.5寸，神庭旁开3寸。

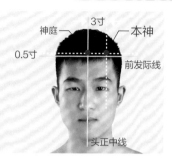

阳白 Yángbái

位于前额部，在瞳孔直上，眉上1寸。

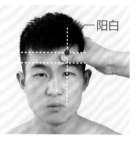

头临泣 Tóulínqì

位于头部，在瞳孔直上，入前发际0.5寸。

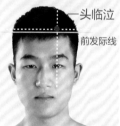

目窗 Mùchuāng

位于头部，在瞳孔直上，入前发际上1.5寸。

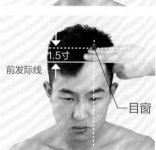

正营 Zhèngyíng

位于头部，在瞳孔直上，入前发际2.5寸。

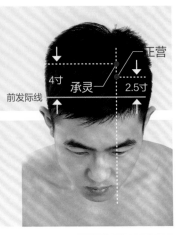

承灵 Chéngling

位于头部，在前发际上4寸，瞳孔直上。

脑空 Nǎokōng

位于头部，在枕外隆凸的上缘外侧，风池直上。

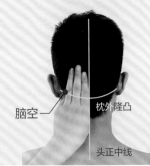

风池 Fēngchí

位于项部，在枕骨之下，与风府相平，胸锁乳突肌上端与斜方肌上端之间的凹陷处。

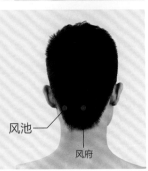

肩井 Jiānjǐng

位于肩上，在大椎与肩峰端连线的中点上。

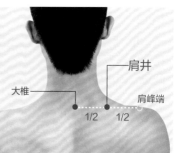

大椎
肩井
肩峰端
1/2　1/2

渊腋 Yuānyè

位于侧胸部，举臂，在腋中线上，腋下3寸，第四肋间隙中。

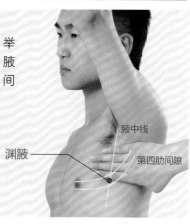

腋中线
渊腋
第四肋间隙

辄筋 Zhéjīn

位于侧胸部，渊腋前1寸，平乳头，第四肋间隙中。

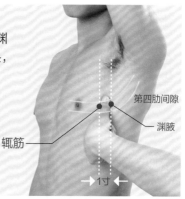

第四肋间隙
渊腋
辄筋
1寸

日月 Rìyuè

位于上腹部，在乳头直下，第七肋间隙，前正中线旁开4寸。

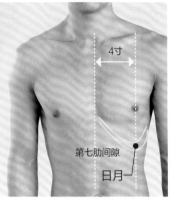

4寸

第七肋间隙

日月

京门 Jīngmén

位于侧腰部，在第十二肋游离端的下方。

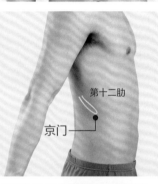

第十二肋

京门

带脉 Dàimài

位于侧腹部，在第十一肋游离端垂线与脐水平线的交点上。

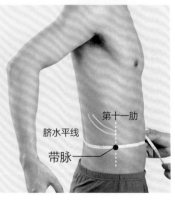

第十一肋

脐水平线

带脉

五枢 Wǔshū

位于侧腹部，在髂前上棘的内侧，横平脐下 3 寸处。

维道 Wéidào

位于侧腹部，在髂前上棘的前下方，五枢前下 0.5 寸。

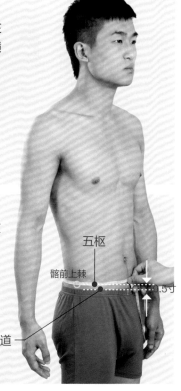

五枢

髂前上棘

0.5寸

维道

居髎 Jūliáo

位于髋部，在髂前上棘与股骨大转子最高点连线的中点处。

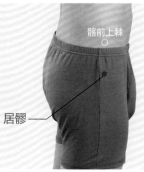

髂前上棘

居髎

足少阳胆经

环跳 Huántiào

位于股外侧部，侧卧屈髋屈膝，在股骨大转子最高点与骶管裂孔连线的外 1/3 与中 1/3 交点处。

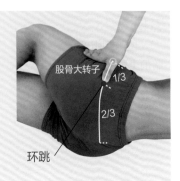

股骨大转子

1/3

2/3

环跳

风市 Fēngshì

位于大腿外侧部的中线上，在髌底上 7 寸，髂胫束后缘处。或直立垂手时，中指尖处。

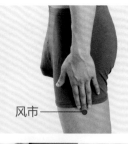

风市

中渎 Zhōngdú

位于大腿外侧，在风市下 2 寸，股外侧肌与股二头肌之间。

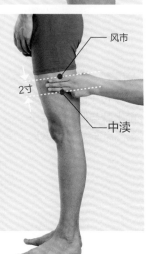

风市

2寸

中渎

膝阳关 Xīyángguān

位于膝外侧，在阳陵泉上3寸，股骨外上髁上方，股二头肌腱与髂胫束之间的凹陷处。

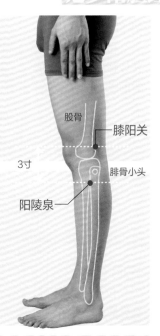

股骨
膝阳关
3寸
腓骨小头
阳陵泉

阳陵泉 Yánglíngquán

位于小腿外侧，在腓骨小头前下方凹陷处。

阳交 Yángjiāo

位于小腿外侧，在外踝尖至腘横纹外侧端连线中点下1寸，腓骨后缘。

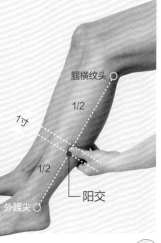

腘横纹头
1/2
1寸
1/2
阳交
外踝尖

足少阳胆经

外丘 Wàiqiū

位于小腿外侧，在外踝尖上7寸，腓骨前缘，平阳交穴。

外丘

7寸

外踝尖

阳交

光明 Guāngmíng

位于小腿外侧，在外踝尖上5寸，腓骨前缘。

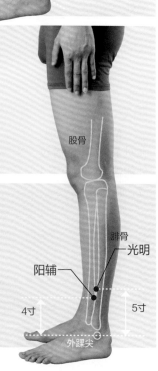

股骨

阳辅 Yángfǔ

位于小腿外侧，在外踝尖上4寸，腓骨前缘稍前方。

腓骨

光明

阳辅

4寸

5寸

外踝尖

悬钟 Xuánzhōng

位于小腿外侧，在外踝尖上 3 寸，腓骨前缘。

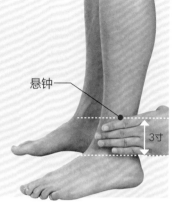

悬钟

3寸

丘墟 Qiūxū

位于足外踝的前下方，在趾长伸肌腱的外侧凹陷处。

取足外踝前缘垂线与下缘水平线的交点，按压有凹陷处，即为本穴。

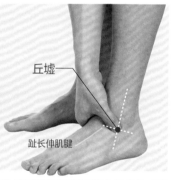

丘墟

趾长伸肌腱

足临泣 Zúlínqì

位于足背外侧，在足四趾本节（第四跖趾关节）的后方，小趾趾长伸肌腱的外侧凹陷处。

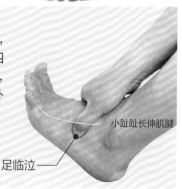

小趾趾长伸肌腱

足临泣

地五会 Dìwǔhuì

在足背，足四趾本节（第四跖趾关节）近端凹陷中，第四、第五跖骨之间。

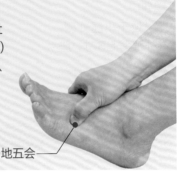

地五会

侠溪 Xiáxī

在足背，在第四、第五趾缝间，趾蹼缘后方赤白肉际处。

侠溪

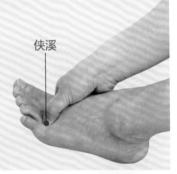

足窍阴 Zúqiàoyīn

位于足第四趾末节外侧，距趾甲角侧后方 0.1 寸。

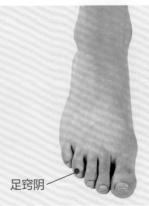

足窍阴

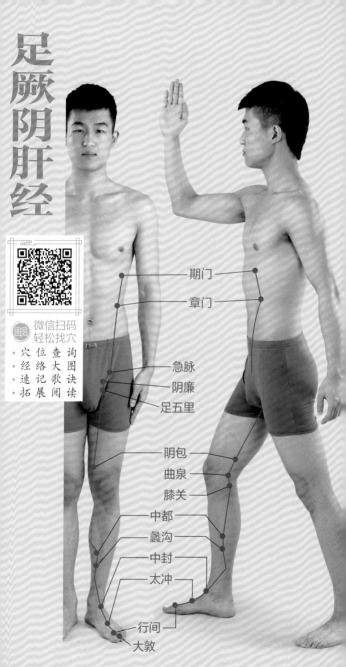

足厥阴肝经

期门
章门

急脉
阴廉
足五里

阴包
曲泉
膝关

中都
蠡沟
中封
太冲

行间
大敦

足厥阴肝经

大敦 Dàdūn

位于足大趾末节外侧，距趾甲角0.1寸。

从足大趾爪甲外侧缘与基底部各作一条线，其交点处即为本穴。

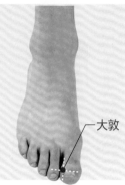

大敦

行间 Xíngjiān

位于足背部，在第一、第二趾间，趾蹼缘后方赤白肉际处。

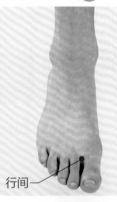

行间

太冲 Tàichōng

位于足背侧，在第一跖骨间隙的后方凹陷处。

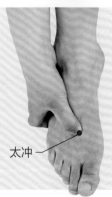

太冲

中封 Zhōngfēng

位于足背部，在足内踝前，商丘与解溪的连线之间，胫骨前肌腱的内侧凹陷处。

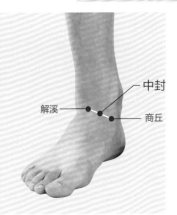

解溪　中封　商丘

蠡沟 Lígōu

位于小腿内侧，在足内踝尖上5寸，髌尖至内踝尖连线的上2/3与下1/3的交点处，胫骨内侧面中央。

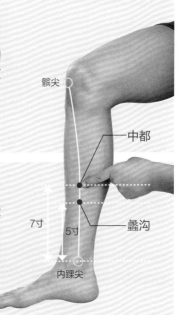

髌尖

中都

中都

蠡沟

7寸

5寸

内踝尖

中都 Zhōngdū

位于小腿内侧，在内踝尖上7寸，髌尖至内踝尖连线的中点下0.5寸，胫骨内侧面中央。

膝关 Xīguān

位于小腿内侧，在胫骨内侧髁的后下方，阴陵泉后1寸，腓肠肌内侧头的上部。

先取胫骨内侧髁下缘的阴陵泉，再由阴陵泉向后方量一横指，可触及一凹陷处，即为本穴。

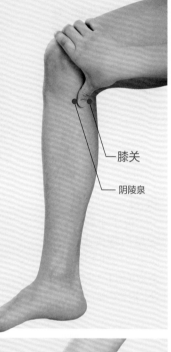

膝关

阴陵泉

曲泉 Qūquán

位于膝内侧，腘横纹内侧端，股骨内侧髁的后缘，半腱肌腱内缘凹陷处。

屈膝，在膝内侧横纹端最明显的肌腱的内侧凹陷处。

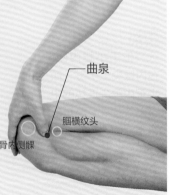

曲泉

腘横纹头

股骨内侧髁

阴包 Yīnbāo

位于大腿内侧，在髌底上4寸，股薄肌与缝匠肌之间。

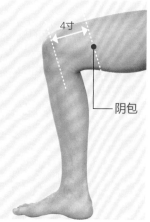

4寸

阴包

足五里 Zúwǔlǐ

位于大腿内侧，在气冲（足阳明经）直下3寸，动脉搏动处。

阴廉 Yīnlián

位于大腿内侧，在气冲直下2寸。

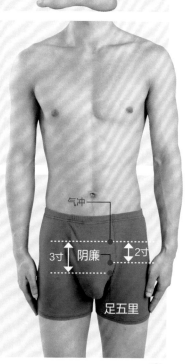

气冲

3寸 阴廉 2寸

足五里

急脉 Jímài

位于耻骨结节的外侧，横平耻骨联合上缘，前正中线旁开2.5寸处。

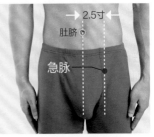

2.5寸

肚脐

急脉

章门 Zhāngmén

位于侧腹部，在第十一肋游离端的下方处。

屈肘合腋，肘尖所指处，按压有酸胀感，即为本穴。

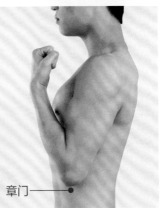

章门

期门 Qīmén

位于胸部，在乳头直下，第六肋间隙，前正中线旁开4寸。

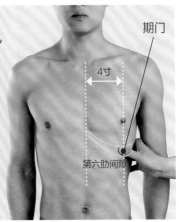

期门

4寸

第六肋间隙

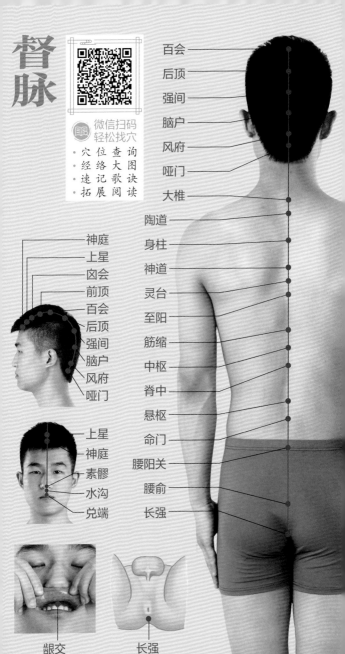

督脉

微信扫码
轻松找穴

- 穴位查询
- 经络大图
- 速记歌诀
- 拓展阅读

神庭
上星
囟会
前顶
百会
后顶
强间
脑户
风府
哑门

上星
神庭
素髎
水沟
兑端

龈交

长强

百会
后顶
强间
脑户
风府
哑门
大椎
陶道
身柱
神道
灵台
至阳
筋缩
中枢
脊中
悬枢
命门
腰阳关
腰俞
长强

长强 Chángqiáng

位于尾骨下方，在尾骨端与肛门连线的中点处。

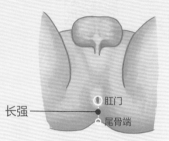

肛门

长强

尾骨端

腰俞 Yāoshù

位于骶部，在后正中线上，臀裂正上方的小凹陷处，正对骶管裂孔。

腰俞

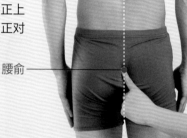

腰阳关 Yāoyángguān

位于腰部，在后正中线上，第四腰椎棘突下凹陷中。

两髂嵴最高点在腰部连线的中点下方有一凹陷，即为该穴。

腰阳关

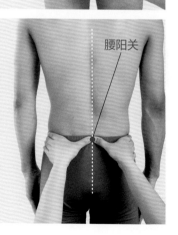

命门 Mìngmén

位于腰部，在后正中线上，第二腰椎棘突下凹陷中。

取一条绳子过脐水平绕腹一周，该绳子与后正中线的交点即为本穴。

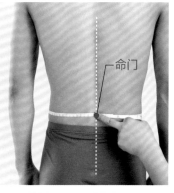

悬枢 Xuánshū

位于腰部，在后正中线上，第一腰椎棘突下凹陷中。

取命门穴，沿正中线向上推1个椎体，其棘突下缘凹陷处，即为本穴。

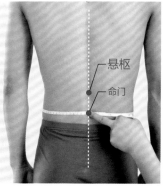

脊中 Jǐzhōng

位于背部，在后正中线上，第十一胸椎棘突下凹陷中。

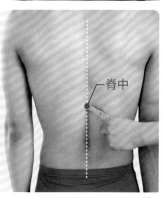

中枢 Zhōngshū

位于背部，在后正中线上，第十胸椎棘突下凹陷中。

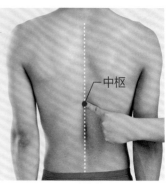

中枢

筋缩 Jīnsuō

位于背部，在后正中线上，第九胸椎棘突下凹陷中。

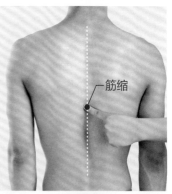

筋缩

至阳 Zhìyáng

位于背部，在后正中线上，第七胸椎棘突下凹陷中。

两肩胛骨下角连线的中点即是。

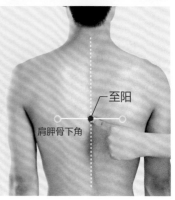

至阳

肩胛骨下角

灵台 Língtái

位于背部，在后正中线上，第六胸椎棘突下凹陷中。

先取至阳，沿正中线向上推1个椎体，其棘突下凹陷中即是。

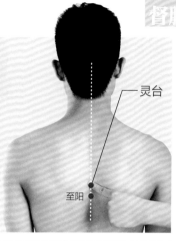

灵台

至阳

神道 Shéndào

位于背部，在后正中线上，第五胸椎棘突下凹陷中。

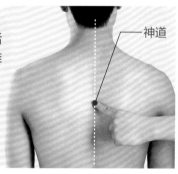

神道

身柱 Shēnzhù

位于背部，在后正中线上，第三胸椎棘突下凹陷中。

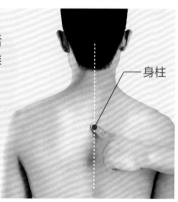

身柱

陶道 Táodào

位于背部，在后正中线上，第一胸椎棘突下凹陷中。

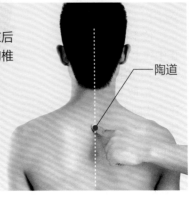

陶道

大椎 Dàzhuī

位于背部后正中线上，第七颈椎棘突下凹陷中。

在颈后隆起最高点下方凹陷中取穴。

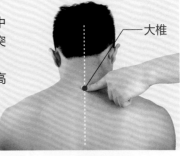

大椎

哑门 Yǎmén

位于项部，在后正中线上，后发际线上 0.5 寸，第二颈椎棘突上际凹陷中。

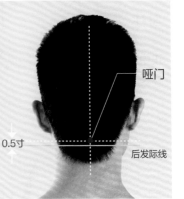

哑门

0.5寸

后发际线

风府 Fēngfǔ

在项部，枕外隆凸直下，两侧斜方肌之间凹陷中。

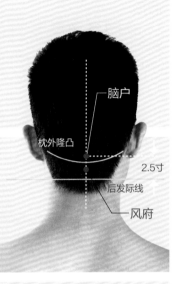

脑户

枕外隆凸

2.5寸

后发际线

风府

脑户 Nǎohù

位于头部，后发际正中直上2.5寸，枕外隆凸的上缘凹陷处。

强间 Qiángjiān

位于头部，在后发际正中直上4寸（脑户上1.5寸）。

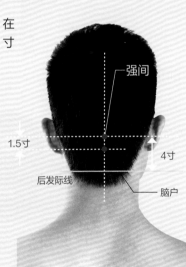

强间

1.5寸

4寸

后发际线

脑户

后顶 Hòudǐng

位于头部，在后发际正中直上5.5寸（脑户上3寸）。

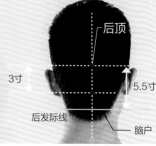

3寸

5.5寸

后顶

后发际线

脑户

百会 Bǎihuì

位于头部，在前发际正中直上5寸。

折耳，在两耳尖连线的中点处。

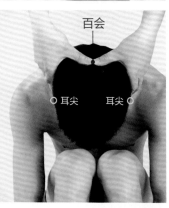

百会

耳尖　　　耳尖

前顶 Qiándǐng

位于头部，在前发际正中直上3.5寸（百会前1.5寸）。

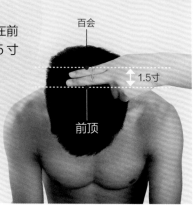

百会

1.5寸

前顶

囟会 Xìnhuì

位于头部，在前发际正中直上2寸。

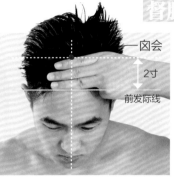

囟会

2寸

前发际线

上星 Shàngxīng

位于头部，在前发际正中直上1寸。

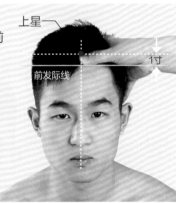

上星

1寸

前发际线

神庭 Shéntíng

位于头部，在前发际正中直上0.5寸。

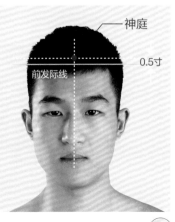

神庭

0.5寸

前发际线

素髎 Sùliáo

位于面部，在鼻尖的正中央。

水沟 Shuǐgōu

位于面部，在人中沟的上 1/3 与中 1/3 交点处。

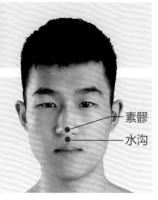

素髎

水沟

兑端 Duìduān

位于面部，在上唇的尖端，人中沟下端的皮肤与唇的移行部位。

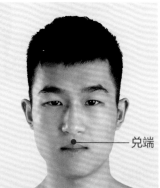

兑端

龈交 Yínjiāo

位于上唇内，唇系带与上齿龈的相接处。

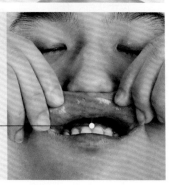

龈交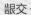

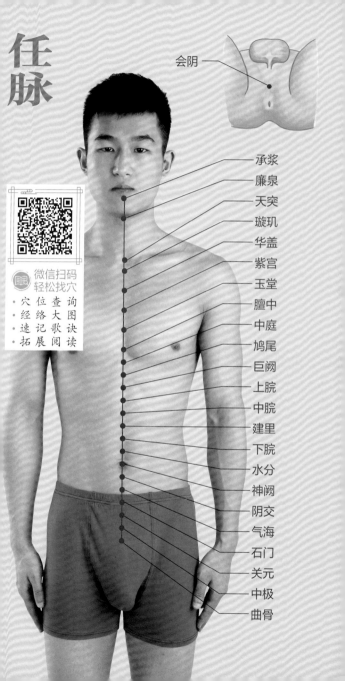

任脉

会阴

承浆
廉泉
天突
璇玑
华盖
紫宫
玉堂
膻中
中庭
鸠尾
巨阙
上脘
中脘
建里
下脘
水分
神阙
阴交
气海
石门
关元
中极
曲骨

会阴 Huìyīn

男性在阴囊根部与肛门连线的中点，女性在大阴唇后联合与肛门连线的中点。

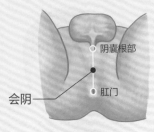

曲骨 Qūgǔ

位于人体的下腹部，在前正中线上，耻骨联合上缘的中点处。

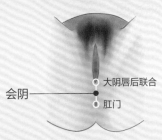

中极 Zhōngjí

位于下腹部，前正中线上，在脐中下4寸，曲骨上1寸。

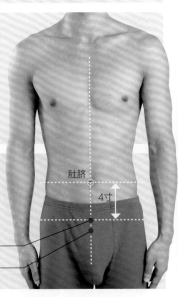

关元 Guānyuán

位于下腹部，前正中线上，在脐中下3寸处。

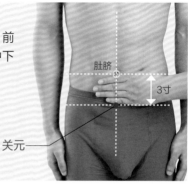

肚脐

3寸

关元

石门 Shímén

位于下腹部，前正中线上，在脐中下2寸。

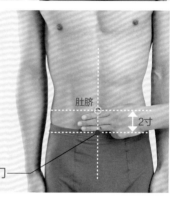

肚脐

2寸

石门

气海 Qìhǎi

位于下腹部，前正中线上，在脐中下1.5寸。

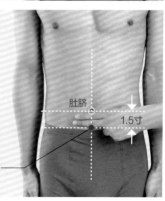

肚脐

1.5寸

气海

阴交 Yīnjiāo

位于下腹部，前正中线上，在脐中下1寸。

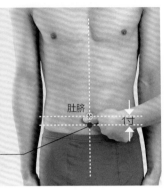

肚脐

1寸

阴交

神阙 Shénquè

位于腹中部，脐中央。

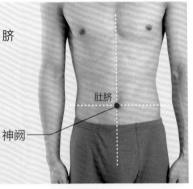

肚脐

神阙

水分 Shuǐfēn

位于上腹部，前正中线上，在脐中上1寸。

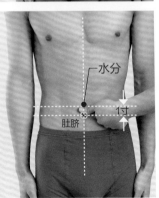

水分

1寸

肚脐

下脘 Xiàwǎn

位于上腹部，前正中线上，在脐中上2寸。

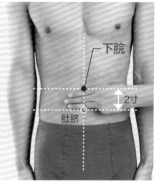

下脘
2寸
肚脐

建里 Jiànlǐ

位于上腹部，前正中线上，在脐中上3寸。

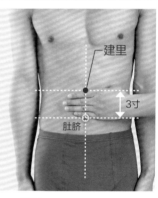

建里
3寸
肚脐

中脘 Zhōngwǎn

位于上腹部，前正中线上，在脐中上4寸，剑胸结合与脐中连线的中点。

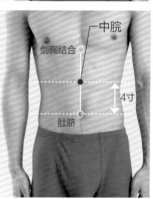

中脘
剑胸结合
4寸
肚脐

上脘 Shàngwǎn

位于上腹部，前正中线上，在脐中上5寸，剑胸结合至脐中连线的上3/8与下5/8的交点处。

巨阙 Jùquè

位于上腹部，前正中线上，在脐中上6寸，剑胸结合至脐中连线的上1/4与下3/4的交点处。

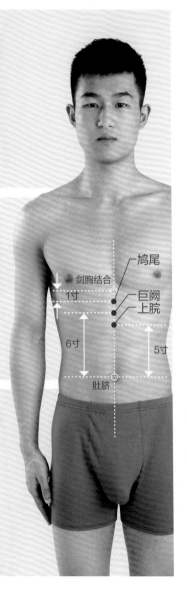

剑胸结合
1寸
6寸
肚脐
鸠尾
巨阙
上脘
5寸

鸠尾 Jiūwěi

位于上腹部，前正中线上，在剑胸结合部下1寸。

中庭 Zhōngtíng

位于胸部，在前正中线上，平第五肋间，即剑胸结合部。

膻中 Dànzhōng

位于胸部，在前正中线上，平第四肋间，即两乳头连线的中点。

玉堂 Yùtáng

位于胸部，在前正中线上，平第三肋间。

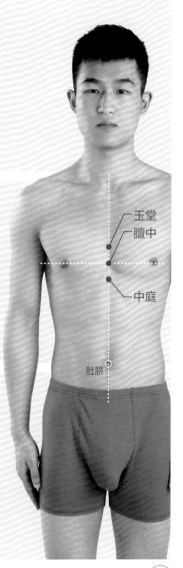

玉堂
膻中
中庭
肚脐

紫宫 Zǐgōng

位于胸部，在前正中线上，平第二肋间。

华盖 Huágài

位于胸部，在前正中线上，平第一肋间。

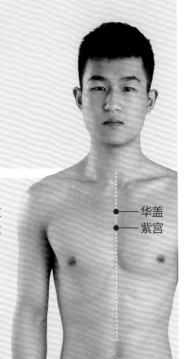

华盖
紫宫

璇玑 Xuánjī

位于胸部，在前正中线上，胸骨上窝中央下1寸。

从天突穴沿前正中线向下量一横指即为该穴。

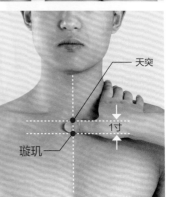

天突
1寸
璇玑

天突 Tiāntū

位于颈部，在前正中线上，胸骨上窝中央。

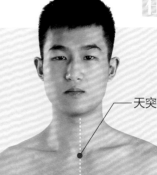

天突

廉泉 Liánquán

位于颈部，在前正中线上，喉结上方，舌骨上缘凹陷处。

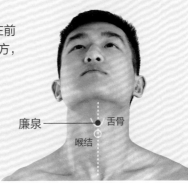

廉泉　舌骨

喉结

承浆 Chéngjiāng

位于面部，在颏唇沟的正中凹陷处。

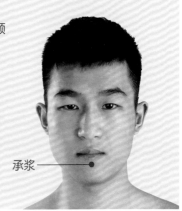

承浆

经外奇穴

头颈部奇穴

四神聪 Sìshéncōng

位于百会前、后、左、右各开1寸处，共有4穴。

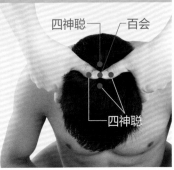

四神聪　百会

四神聪

当阳 Dāngyáng

瞳孔直上，前发际上1寸。

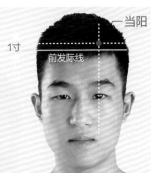

当阳

1寸

前发际线

印堂 Yìntáng

位于前额部，当两眉头间连线与前正中线之交点处。

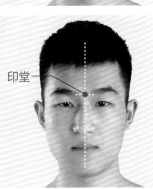

印堂

鱼腰 Yúyāo

位于额部，瞳孔直上，眉毛中。

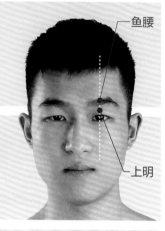

鱼腰

上明

上明 shàngmíng

位于额部，眉弓中点，眶上缘下。

太阳 Tàiyáng

位于耳郭前面，前额两侧，外眼角延长线的上方，眉弓外侧端后方凹陷处。

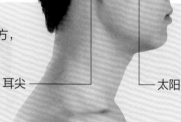

耳尖 Ěrjiān

位于耳郭上方，外耳轮的最高点。

耳尖

太阳

球后 Qiúhòu

位于面部，在眶下缘外 1/4 与内 3/4 交界处。

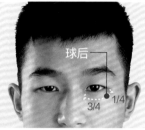

上迎香 Shàngyíngxiāng

位于面部，在鼻翼软骨与鼻甲的交界处，近鼻唇沟上端处。

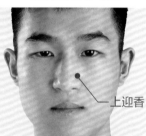

夹承浆 Jiáchéngjiāng

位于面部，承浆旁开 1 寸处。

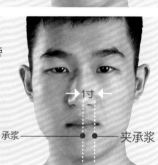

内迎香 Nèiyíngxiāng

在鼻孔内，鼻翼软骨与鼻甲交界的黏膜处。

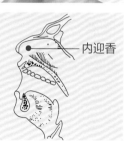

聚泉 Jùquán

在口腔内，舌背正中缝的中点处。

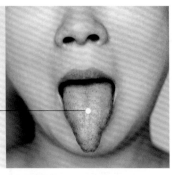

聚泉

海泉 Hǎiquán

在口腔内，舌下系带中点处。

金津 Jīnjīn

位于口腔内，在舌下系带左侧的静脉上。

玉液 Yùyè

位于口腔内，在舌下系带右侧的静脉上。

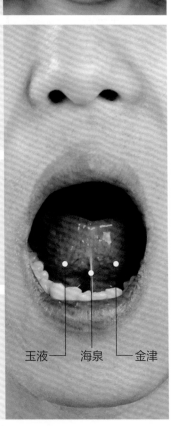

玉液 —— 海泉 —— 金津

牵正 Qiānzhèng

位于面颊部，耳垂前 0.5~1 寸处。

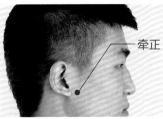

翳明 Yìmíng

位于项部，在翳风穴后 1 寸。

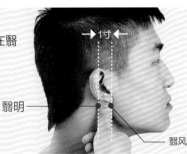

安眠 Ānmián

位于项部，翳风与风池连线的中点。

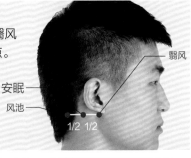

颈百劳 Jǐngbǎiláo

位于项部，大椎直上 2 寸，后正中线旁开 1 寸。

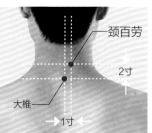

胸腹部奇穴

子宫 Zǐgōng

位于下腹部，中极两旁各开3寸。

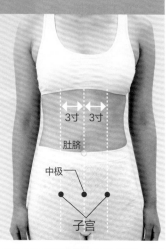

三角灸 Sānjiǎojiǔ

位于腹部，以两嘴角的长度为边长，做一等边三角形，将顶角置于脐心，底边呈水平线，两底角处是该穴。

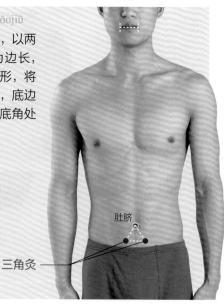

背部奇穴

定喘 Dīngchuǎn

位于背部，第七颈椎棘突下，旁开0.5寸。

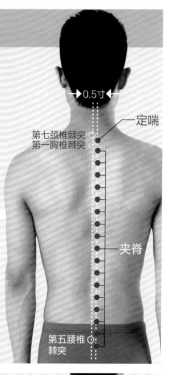

0.5寸

定喘

第七颈椎棘突
第一胸椎棘突

夹脊

第五腰椎棘突

夹脊 Jiájǐ

位于背腰部，在第一胸椎至第五腰椎棘突下两侧，后正中线旁开0.5寸，一侧17个穴位。

胃脘下俞 Wèiwǎnxiàshù

位于背部，在第八胸椎棘突下，旁开1.5寸。

肩胛骨下角连线与后正中线交点处为第七胸椎，再往下推1个椎体即第八胸椎，再从其棘突下缘旁开2横指，即为本穴。

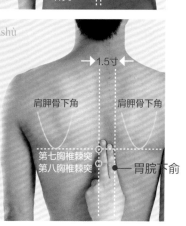

1.5寸

肩胛骨下角

肩胛骨下角

第七胸椎棘突
第八胸椎棘突

胃脘下俞

痞根 Pǐgēn

位于腰部，在第一腰椎棘突下，旁开3.5寸。

取一条绳子过肚脐眼水平绕腹一周，与后正中线的交点处为第二腰椎，再向上推1个椎体即第一腰椎，从其棘突下缘旁开一横掌，即为本穴。

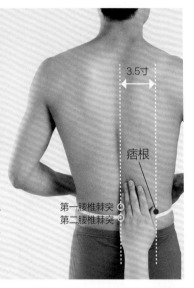

3.5寸

痞根

第一腰椎棘突
第二腰椎棘突

下极俞 Xiàjíshù

位于腰部，第三腰椎棘突下。

腰眼 Yāoyǎn

位于腰部，在第四腰椎棘突下，旁开约3.5寸凹陷中。

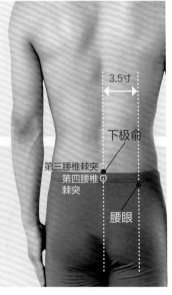

3.5寸

下极俞

第三腰椎棘突
第四腰椎棘突

腰眼

十七椎 Shíqīzhuī

位于腰部，在后正中线上，第五腰椎棘突下。

腰奇 Yāoqí

位于骶部，在尾骨端直上2寸，骶角之间凹陷中。

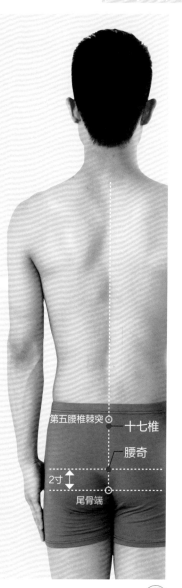

第五腰椎棘突 ○─ 十七椎

腰奇

2寸

尾骨端

上肢部奇穴

肩前 Jiānqián

位于肩部，在腋前皱襞顶端与肩髃连线的中点。

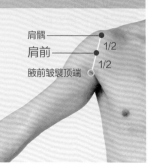

肩髃
肩前
腋前皱襞顶端
1/2
1/2

肘尖 Zhǒujiān

位于肘后部，在尺骨鹰嘴的尖端。

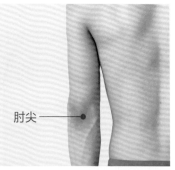

肘尖

二白 Èrbái

位于前臂掌侧，腕横纹上4寸，桡侧腕屈肌腱的两侧，一臂2穴。

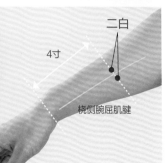

二白
4寸
桡侧腕屈肌腱

中泉 Zhōngquán

位于腕背侧远端横纹上，指总伸肌腱桡侧的凹陷中。

中魁 Zhōngkuí

位于中指背侧近侧指间关节的中点处。

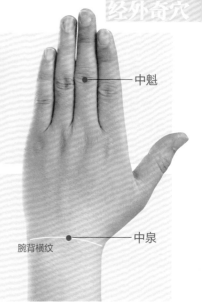

中魁

中泉

腕背横纹

大骨空 Dàgǔkōng

在拇指背侧指间关节的中点处。

小骨空 Xiǎogǔkōng

在小指背侧近侧指间关节的中点处。

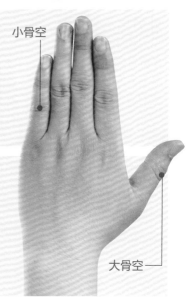

小骨空

大骨空

腰痛点 Yāotòngdiǎn

威灵穴：位于手背部，在第二、第三掌骨骨间隙后缘，腕背侧远端横纹与掌指关节连线之中点处。

精灵穴：位于手背部，在第四、第五掌骨骨间隙后缘，腕背侧远端横纹与掌指关节连线之中点处。

左右共4穴。

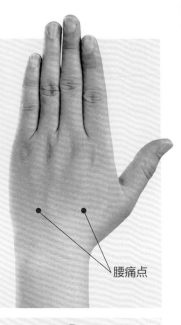

腰痛点

外劳宫 Wàiláogōng

位于手背，第2、3掌骨之间，掌指关节后0.5寸，与劳宫相对应。

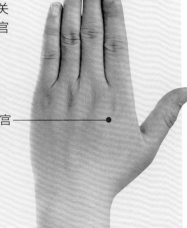

外劳宫

八邪 Bāxié

位于手指背侧，第1~5指间，指蹼缘后方赤白肉际处，左右共8个穴位。

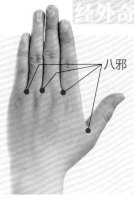

八邪

四缝 Sìfèng

位于两手第2至第5指的掌面，近侧指间关节横纹之中点处，每侧4穴。

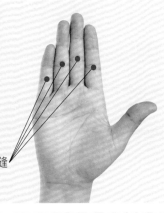

四缝

十宣 Shíxuān

位于手十指尖端，距指甲游离缘0.1寸，左右共10穴。

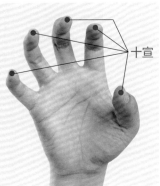

十宣

下肢部奇穴

环中 Huánzhōng

位于臀部，环跳与腰俞连线的中点。

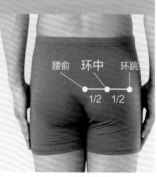

髋骨 Kuāngǔ

位于大腿前部，梁丘两旁各1.5寸，一腿2穴，左右共4个穴位。

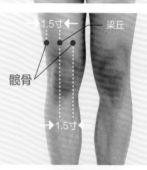

鹤顶 Hèdǐng

位于膝上部，屈膝，髌底的中点上方凹陷处。

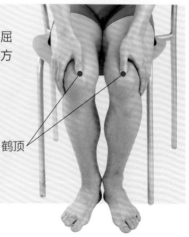

百虫窝 Bǎichóngwō

位于大腿内侧，屈膝，髌底内侧端上3寸，即血海上1寸。

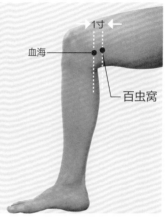

血海

1寸

百虫窝

内膝眼 Nèixīyǎn

位于膝部，髌韧带内侧凹陷处与犊鼻相对。

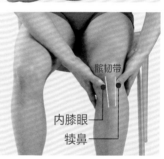

髌韧带

内膝眼

犊鼻

胆囊 Dǎnnáng

位于小腿外侧上部，在腓骨小头前下方凹陷处（即阳陵泉）直下2寸。

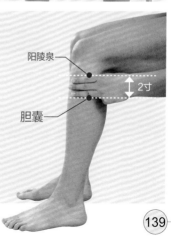

阳陵泉

2寸

胆囊

阑尾 Lánwěi

位于小腿前侧上部，当犊鼻下5寸，胫骨前嵴旁开一横指。

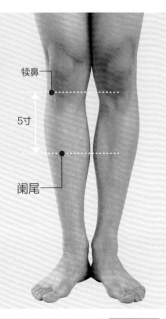

犊鼻

5寸

阑尾

内踝尖 Nèihuáijiān

位于足内侧面，内踝凸起处。

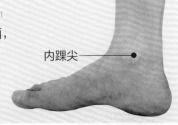

内踝尖

外踝尖 Wàihuáijiān

位于足外侧面，外踝凸起处。

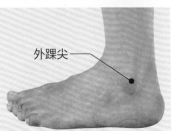

外踝尖

八风 Bāfēng

位于足背侧，第1~5趾间，趾蹼缘后方赤白肉际处，一足4穴，左右共8穴。

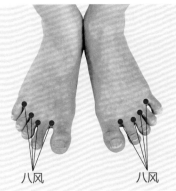

八风　　　八风

独阴 Dúyīn

位于足底，足第2趾跖侧远端趾间关节的中点。

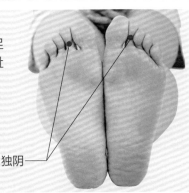

独阴

气端 Qìduān

位于足趾尖端，距趾甲游离缘0.1寸，左右共10个穴位。

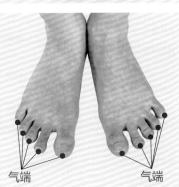

气端　　　气端

附录A
常见病症快速选穴

注：表中穴位旁数字为该穴位在本书页码。

病症	选穴
发热	风池90、大椎110、曲池13、合谷11
虚劳	百会112、关元117、肾俞52、足三里26
自汗、盗汗	气海117、肺俞49、阴郄38、足三里26
眩晕	百会112、风池90、完骨88、太冲100
失眠	百会112、风池90、神门38、三阴交31
健忘	四神聪125、神门38、三阴交31、太溪66
抑郁	百会112、水沟114、神门38、太冲100
荨麻疹	风池90、曲池13、血海32、风门49
肥胖	中脘119、天枢23、大横34、丰隆27
中风后遗症	百会112、四神聪125
言语不利、吞咽困难	廉泉123、风府111、哑门110、通里38
上肢不遂	肩髃14、曲池13、外关80、合谷11
下肢不遂	环跳94、阳陵泉95、足三里26、解溪27
足内翻	承山62、昆仑63、丘墟97、太溪66

病症	选穴
头痛	阿是、百会112、风池90
头顶痛	四神聪125、太冲100
枕后痛	天柱48、昆仑63
侧头痛	率谷87、外关80
前额痛	阳白89、内庭28
感冒头痛	太阳126、外关80
鼻塞	印堂125、迎香15、风池90、合谷11
近视、视疲劳	睛明46、承泣17、丝竹空84、风池90
耳鸣、耳聋	听会86、翳风83、中渚79、侠溪98
牙痛	承浆123、下关18、颊车18、合谷11
咽痛	天容44、天突123、外关80、合谷14
面瘫	牵正129、翳风83、风池90、合谷14
眼周	攒竹46、阳白89、丝竹空84、四白17
唇周	水沟114、承浆123、迎香15、地仓17
颊部	颧髎44、下关18、颊车18
面肌痉挛	阿是、四白17、颧髎44、翳风83

病症	选穴
咳嗽	天突123、肺俞49、尺泽8
心悸	膻中121、心俞49、内关76
心绞痛	膻中121、至阳108、厥阴俞49、郄门76
呃逆	中脘119、膈俞50、内关76
呕吐	中脘119、胃俞51、内关76、足三里26
胃痛	中脘119、内关76、足三里26、公孙30
食积	中脘119、天枢23、内关76、足三里26
肋间神经痛	阿是、支沟80、阳陵泉95、太冲100
胆绞痛	日月92、胆俞50、支沟80、阳陵泉95
肾绞痛	肾俞52、次髎54、京门92
腹泻	神阙118、天枢23、大肠俞52、上巨虚26
便秘	天枢23、大肠俞52、支沟80、上巨虚26
尿频、尿痛	中极116、次髎54、蠡沟101、三阴交31
遗尿	百会112、中极116、三阴交31
遗精	气海117、命门110、三阴交31、太溪66
痛经	中极116、次髎54、地机32、三阴交31
月经不调	关元117、血海32、地机32、三阴交31

病症	选穴
更年期综合征	关元117、肾俞52、三阴交31、太冲100
阴痒	曲骨116、阴廉103、曲泉102、蠡沟101
带下	气海117、次髎54、阴陵泉32、三阴交31
落枕	阿是、风池90、后溪40
颈项痛	阿是、天柱48、肩井91、后溪40
肩背痛	肩外俞43、曲垣43、膏肓57、天宗42
急性腰扭伤	阿是、后溪40、委中56
腰肌劳损	阿是、肾俞52、腰眼132、次髎54
梨状肌损伤	阿是、秩边61、环跳94、委中56
肩痛	肩井91、肩髃14、肩髎82、肩贞42
网球肘	阿是、肘髎14、曲池13、手三里13
腕管综合征	内关76、大陵77、外关80、阳池79
膝痛	阿是、鹤顶138、犊鼻25、委中56
踝关节扭伤	阿是、丘墟97、昆仑63
足跟痛	阿是、然谷66、昆仑63、仆参63

穴位名称索引